癌後重生

的

淋巴瘤患者

抗癌者日誌

小恬然 —— 著

真實康復者之聲！戰勝癌症全過程，身心靈全面康復的可能

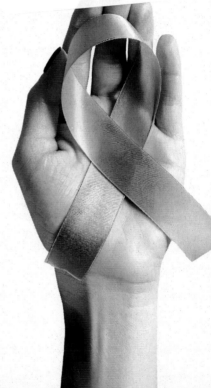

癌症並不是終點！
一部關於勇氣、愛與生命復甦的康復筆記

癌症康復者親筆撰寫，分享從確診到康復全過程的經驗與感受

抗癌路上的每一步，本書都是你的知心伴侶和導師——

目錄

前言　Preface

　　因為一場突如其來的癌症，我成了一個有故事的人。
罹患血管內瀰漫性大型 B 細胞淋巴瘤（IV期）成為我人
生的分水嶺。在此之前，我按照長輩們最希望的路徑成
長 —— 好好學習考上大學，找個穩定的工作，早早結婚
生子、買房還貸，每天忙碌而瑣碎，一切順遂得像一匹光
滑的絲綢，好些年過得像同一天。

　　癌症的到來找不到什麼理由，就像我運氣不好踩到了
一顆地雷，猛然爆炸，把原有的生活秩序炸個粉碎，將我
扔進無邊的黑暗深淵。無止盡的劇痛讓每分每秒都變成煎
熬，短短幾週內讓我行走坐臥都異常艱難，一度喪失嗅
覺，下巴也失去知覺，身體的一大半被疼痛吞沒。最灰暗
的時候幾乎摸到了鬼門關口，心裡想的是：我能不能活到
明天？再想想年幼的孩子，心裡又升起一個念頭：我不甘
心，我不能死！

　　癌症確診和治療的過程就像打仗，是一場比拚策略戰
術實力的硬仗。在經歷了曲折的診斷過程後，幸運的是，

前言　Preface

我在醫學昌明的年代遇到了一群跟我一起戰鬥的人。醫護人員幫我制定作戰方案，家人給了我生活上的照顧，病友們互相扶持，朋友們為我打氣加油。強烈的求生欲望讓我成為一名努力的病人，老老實實遵照醫囑治療，強忍著噁心也要增加營養攝取。病榻上漫長的空閒給了我學習的時間，讓我有機會慢慢了解淋巴瘤，漸漸接受了無常才是生命的常態。10期漫長的化療，該有的副作用一點也沒少，疼痛減輕後，從人生的谷底一步步往上爬，我的心情總體是愉快的。

幸福是個相對概念。身體健康的時候，我從沒想過當一個正常人是多麼幸福。癌症剝奪了我生活的全部之後，透過治療我看到身體的功能一點點回歸，生活的正常秩序一點點建立，每天能看到天空和太陽，幸福感就會從心底像泉水一樣湧出來。我也曾想過，如果在患病初期，最徬徨茫然的時候，有人告訴我前面會遇到什麼困難，又有什麼樣的希望，需要注意些什麼，也許我的恐懼會少一點，家人也會好過一些。於是，我決定把自己的故事寫下來，直面癌症是迄今為止我做得最成功的一件事。

回首向來蕭瑟處，更多的是感恩生命中遇到的那些幫

助過我的人。他們中許多人與我素昧平生，卻給了我人世間最溫暖的善意，有半夜幫我處理危急情況的醫生，有每天在病房走夠兩萬步的護理師，有為我做心理建設的護理長，有無私分享治療經驗的病友們，有將各色蘋果堆在我病房裡的同事和朋友們，當然還有不離不棄的家人。如果這個淚中帶笑的故事能為其他癌症病人灰暗的生活帶去一絲絲光亮，那也就不算太糟糕了。

小恬然

2020 年 10 月

方死方生

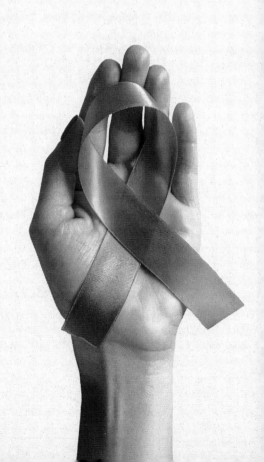

危機迫近

我從來沒想過，腰痛後面竟隱藏著巨大的危機。2016年夏天，一如平日忙碌不堪的我，總覺得背後隱隱作痛，貼幾塊膏藥稍微好些，便不再理會。過不了幾天，疼痛又來了，好像範圍還更大了。於是我祭出了老年人對付風溼骨痛的必殺技——黃道益活絡油，早晚擦，走路都帶著清涼的味道，疼痛似乎有所緩解。

可是，兩三天後疼痛加劇，我便自以為是地判斷為上班族的通病——腰椎間盤突出。心想坐辦公室的這職業病遲早會找上我，聽說附近診所有個醫生針灸按摩治療腰椎間盤的技術很厲害，於是我就跑去看看。

別看這是個隱藏在菜市場旁邊的小診所，來找這位醫生治療的人還真不少，排在我前面的是好幾位老人家。等了許久，入了診療間，牆壁上掛著大大的「妙手回春」錦旗，我心定了許多，看來這回找到了神醫。中年男醫生很耐心地詳細詢問了我疼痛的位置，然後讓我趴在病床上開始施針。他用極細的銀針分別在頭、腰和腿上施了幾針，

有點刺痛。過一會兒他開始拔針，接著按摩。我的天啊，這簡直是下狠手對付強敵啊！醫生的力氣怎麼這麼大？痛得我哇哇大叫，眼淚都快飛出來了。儘管按摩很痛，按完之後腰痛還是會緩解一些，這更驗證了我對自己疾病的判斷，對，應該就是腰椎間盤突出了！據說這個毛病就是坐太久引起的，所以我還特意加大了運動量，晚飯後忍痛去操場散步，睡覺前趴在床上雙手雙腳往上抬，練習「雙飛燕」動作。

只是腰痛並未就此消失，半個月後依然沒有緩解。是的，這中間我大概拖了半個月，因為我覺得這個小毛病應該很快就會好了，中間又去找小診所的「神醫」針灸按摩了幾回。疼痛愈加劇烈，走路的時候像是腰部插了一把刀。大夏天我渾身塗滿止痛膏，腰上貼滿了暖暖包來熱敷，但依然沒有任何緩解的跡象。這時候疼痛已經不只是走路的時候才出現了，它全面入侵了我的所有時間，讓我夜不能寐、茶飯不思，頭也跟著像要裂開一般疼起來。我不得不抽空去大醫院了。我這種疑難雜症，還是找中醫院解決吧！

醫院裡熙熙攘攘，這莫名其妙的大範圍疼痛讓我不知

道該掛哪一科。一看內科還有上午的號，就它吧。等了一上午，一位 50 歲左右的主治醫師幫我把脈、問診，看了舌頭之後，初步判斷是頸椎導致的頭痛，讓我去照個頸椎 X 光。X 光片顯示沒有問題，於是醫生幫我開了幾副中藥，大概是安神、清熱、解毒的作用，讓我先吃著，不舒服再看。我期待著這中藥能讓我好起來，就這樣又熬了一個星期。我捏著鼻子喝完了 5 副中藥，除了渾身出虛汗，一點效果都沒有，我只好自己買了些布洛芬（Ibuprofen）來吃，聽說它止痛效果不錯。然而，止痛藥對我並沒有什麼作用，連一個好覺都不能保證，整個人都感覺不好了，此時頭痛已甚於腰痛。

於是我決定轉戰別的大醫院，看看神經內科。找了一家口碑不錯的大醫院，預約掛號，醫生看了看我的年齡，問我是不是最近壓力大。我說是的，工作太忙了。她看我神志清醒，年齡又不大，初步判斷應該不是心血管或者腦神經方面的器質性病變，於是幫我開了些神經方面的藥物和安眠藥，叮囑我不要想太多。然而，這些藥一把一把地吃下去，依然沒有效果，安眠藥都無法讓我睡個好覺了。在此期間，有朋友建議我去做個核磁共振檢查，可我愚蠢

地認為核磁共振檢查比較麻煩，掛號、預約、檢查，至少
要去醫院兩趟，每次至少都要半天時間，不就是腰椎間盤
突出嘛，頸椎照過 X 光沒事，最近又太忙，懶得跑了！

　　直至 9 月初，我已被疼痛折磨得體重掉了 3 公斤，創
下生產過後新低。此時，腰痛的程度開始成倍增長，以至
於拔罐、貼膏藥、擦止痛藥、貼暖暖包都無濟於事，痛到
我使勁掐腰上的肉都不覺得痛了。到了這時候我依舊篤定
是腰椎間盤突出在作怪，於是決定去骨科醫院掛號照個腰
部 X 光。那天排隊的人實在太多，來這檢查的大都是斷
腿斷手、纏著繃帶打著石膏的病人，因此檢查室外面找不
到一個座位。我的腰有些無法直起來，因為太痛了，只能
用手撐著靠在牆上，盯著大螢幕數前面還有多少人。心想
趕緊結束這個檢查吧，弄完了我就能回家躺一下了。拍完
X 光，中年女醫生在電腦上馬上查到了結果，她推了推眼
鏡，神色凝重地說：「你馬上住院吧！你的腰椎骨折了，
今天就不要走了，剛好這邊還有床位。」我沒聽錯吧？骨
折？我仔仔細細回憶，最近沒摔跤，沒挨打，怎麼會骨折
呢？醫生看我一臉錯愕的樣子，指著電腦上的影像說：
「你看，這裡有一條很明顯的骨折線，沒錯，你就是骨折

了。你這個樣子不要走了,分分鐘很危險的,你亂動的話,損傷到神經你就沒法恢復了!」然後不容分說,讓我拿著病歷去報到住院。

沒辦法,我只能打電話告訴先生我需要住院了,讓他晚上幫我拿點盥洗用品和換洗衣服過來。骨科部一個房間安置了 6 張床,狹小的病房裡沒有廁所和浴室,得去走廊外面,我好多年沒住過這樣的團體宿舍了,真不適應啊!這裡大多是做了手術還不太能活動的病人,病房裡有人吊著腿,有人纏著頭,有人綁著腰,嘰嘰喳喳聊著天。一位纏著腰帶的阿姨還好心地細細詢問我的病史,對我表示友好的關心。由於疼痛,我沒心思聊天,只是計算著自己要在這裡待多久,心想大概一週可能就夠了吧。雖然骨折的原因還不清楚,但我想醫院床位短缺,治療結束肯定讓我早點回家。

進骨科醫院有個好處,就是可以用輪椅了,因為我走路實在有點費力,醫生也覺得腰部骨折的病人不能亂動所以需要這個。第二天一位和藹的男醫生幫我安排了核磁共振檢查,說看看到底是怎麼回事,以便於下一步治療。天知道腰使不上勁的感覺有多麼無助,被輪椅推進了核磁共

振室，我居然費了九牛二虎之力才爬上檢查床。腰椎的問題使得平躺對我來說甚為困難，為了配合檢查，只能強忍著疼痛讓自己不要側身。別人做核磁共振檢查很快就結束了，輪到我，檢查時間似乎長得不可思議——檢查醫生反反覆覆把檢查床前挪後移，又與另一位醫生商量了半天，之後又重來一次。30 分鐘後，我拿到了結果，比骨折要嚇人得多——考慮多發性骨髓瘤，伴隨病理性骨折。

　　心一下子沉入谷底，腦子空白，我不清楚自己是怎樣從核磁共振室回到病房的，也不清楚我該怎麼辦，又該如何把這驚天噩耗告訴家人。我拿起手機，按下熟悉的號碼，又停了下來，看著螢幕，思索良久該如何開口，手心裡冒出了汗，還是不得不撥通電話給阿能（就是我家先生，當年我為他取名來自《西遊記》二師兄豬悟能）：「有個很不好的消息，你聽了別著急啊，核磁共振結果是骨髓瘤……」我實在說不下去了，電話那頭也陷入了長久的沉默。然後他只說了一句話：「我馬上過來。」

　　一時間所有人都慌了神，好閨密趕緊幫忙聯絡轉院繼續檢查，畢竟這裡不能治腫瘤。此時我們還不知道骨髓瘤是什麼東西，想當然地認為那就是骨頭的問題，於是第三

天我以最快速度轉到了附近一家大醫院的骨科，開始了正式的全面檢查。

　　折騰轉院的事情用了一整個早上，等到床位時已經是晚上 8 點。一位年輕的男醫生拿著我的影像，仔細研究了一番，初步懷疑是骨結核，詢問我有無結核病史。在此次住院之前，我僅有的住院經歷就是小時候扁桃腺發炎以及生產，結核病自然是沒有的。有 30 多年人生經歷的我，一直是健健康康、白白胖胖，極少跟醫院打交道。那時的我還心存僥倖，覺得骨科醫院的診斷未必準確，這裡或許能找到真正的病因，畢竟這家醫院在當地也是出了名的好醫院。

地獄之聲

　　疼痛發展得極其迅速，去骨科醫院時我尚能蹣跚而行，進了這家醫院後便只能臥床了。剛住進去的日子就是在病房和各檢查室度過，從病房到檢查室中間的路程只能

用病床把我推過去，我連輪椅都坐不住了。醫生不得不給我打曲馬多（Tramadol）止痛，否則我連爬上檢查床的力氣都沒有，那感覺就是時時刻刻有人用錘子重重擊打腰背和腿部。曲馬多的止痛效果剛開始還不錯，晚上睡覺前打一針能保證我長長地睡一覺。好久沒睡過一個好覺了，進醫院第一天感覺不錯！幫我打針的是個男護理師，看樣子是個實習生，很有意思的是，每次打針前都要反反覆覆問我3次：「你叫什麼名字？」即使早晚都見到我這同一個病人，他依舊恪守這一規矩。那個認真的樣子，讓我想到了那個囉哩吧嗦而又迂腐虔誠的唐僧，偷偷幫他在心裡取了個名字：白三藏（他總穿白袍）。

幾天之後，曲馬多對我的作用沒那麼強了，只能持續四五個小時，進而兩三個小時，每天見到「白三藏」先生的次數也越來越頻繁。那天做核磁共振檢查需要等的時間太長，去核磁共振室之前的上午，「白三藏」先生才幫我打過針，吃完午飯，阿能和我爸就把我推過去等待檢查。因為病房和檢查並不是在同一棟樓，需要等電梯的時間不確定，而能夠承載一整張病床的電梯需要等的時間更長。那天人特別多，等候核磁共振檢查等了很久，前面還有幾個人的時候，

曲馬多失效了！疼痛排山倒海一般襲來，我根本無法平躺。
無奈之下，阿能和我爸只能以最快速度又把我推回病房，央
求醫生再幫我打一針，否則連檢查都做不了。這時候，負責
我的住院醫生和主任都門診去了，醫院對這種鴉片類藥物的
管理較嚴格，醫生不能隨便開，護理師更不能隨便幫我打。
無奈之下，阿能找到值班醫生，好說歹說，總算又打了一
針。阿能和我爸急忙把我推回核磁共振室，剛好輪到我。忙
完一圈，此時儘管待在吹著空調的醫院裡，阿能的衣服已經
被汗溼透了，我爸的眼圈也紅了。

接下來是活檢手術，吸取上次的教訓，這次手術前，
特意要求醫生幫我臨時打一針曲馬多止痛，然後才被推進
手術室。手術室很大、很空，有點冷，醫生對著儀器和影
像仔細研究了下刀的部位，讓我趴在手術床上，覆上一層
綠色的布。我感覺醫生在我背上畫了一個圈，打過麻醉藥
後，我就只能聽見手術刀和止血鉗等清脆的金屬碰撞聲。
幫我動手術的還是那位最初接待我的青年男醫生，從動刀
到結束大概只過了半個多小時，只聽他說：「好了！組織
已經取夠了！」蒙在我頭上的那層綠色布才被掀開。手
術完已經是晚上 7 點半。我感慨地說：「辛苦了啊，黃醫

生。我沒想到，當醫生原來這麼辛苦啊！」青年醫生苦笑一下說：「是啊！你才知道呢！太苦了！讀完博士都快 30 歲了，每天腦力、體力都高度緊張，累死了！我以後有孩子，肯定不讓他學醫！」我只能報以一聲嘆息。

我不得不稱讚一下這位黃醫生的技術，本以為背後要被劃開一個大傷口，誰知道才一個鈕扣大小，摸摸背後就一點止血棉加上一塊比普通止血貼大不了多少的黃色貼片，而且還不怎麼痛。醫生跟我交代了一些注意事項，特別是這兩天傷口不要碰水，然後我就被推出了手術室。此時阿能已經在外面等了好一會兒，在跟主任聊我的病情。主任也是剛剛從另一臺手術中下來，累得在手術室外癱坐著休息。只聽見阿能在問主任，這個奇怪的病會不會跟前兩個月出差去了國外感染了什麼奇怪的細菌或者病毒有關。主任一臉疲憊地說：「她這個情況有點奇怪，一切等病理檢查結果吧。」

因為病理檢查需要約一週才能出結果，這期間需要做 PET-CT[001] 檢查。這個檢查將 PET 與 CT 融為一體，

---

[001]　PET-CT：PET（positron emission tomography），即正子斷層造影；CT（computed tomography），即電腦斷層掃描。

由 PET 提供病灶詳細的功能與代謝等分子訊息，而 CT 提供病灶的精確解剖定位，一次顯影可獲得全身各方位的斷層影像，具有靈敏、準確、特異及定位精確等特點，可一目了然地了解全身整體狀況，堪稱「現代醫學高科技之冠」。

我被推進一個相對獨立的區域，量體重、測血糖後注射顯影劑（也稱對比劑），然後進入一個小房間內平躺，檢查期間多喝水。因避免被輻射，家屬不得入內。各項檢查中，這一項耗時最長，前後花了近 4 小時，不過等待結果的時間更漫長。

各項檢查一一做完，家人的臉色越來越沉重，所有人除了我自己，都知道我得了絕症。我清楚地記得那個週末，家裡所有的親人能來的都來看我了，包括姑媽、表哥、表妹，甚至還有遠在馬來西亞的堂妹。雖然我不太清楚自己到底是什麼病，但這麼大陣仗的探親讓我知道情況不妙。

我一直追問阿能，我到底得的是什麼病。他總說還要等病理、免疫組化結果。直到有一天下午，骨科主任到病房來找他，沒找到，讓我盡快打電話通知他來醫院談

話。談話後，他那種表情我這輩子都沒見過，五官都是低垂的，整張臉一瞬間老了10歲，但嘴角努力往上揚，似乎想忍住什麼卻又忍不住，對我說：「我們運氣不太好。醫生說是子宮頸癌，腺癌晚期。也許就是幾個月到半年了。」然後再也忍不住了，伏在病床前抱著我涕淚縱橫。認識這個木訥的理科男超過16年，他極少大喜大悲，這樣的狀態是第一次。我的腦子一片空白，拚命想說點什麼，可是什麼也說不出來，只能蒼白無力地安慰他：「沒事的，沒事的。」沒有恐懼，沒有悲傷，我思索了一會兒，趁著自己還清醒，趕緊交代他：「第一，不管未來你跟誰結婚，生多少個孩子，你一定要對我們的孩子更好，因為他沒有媽媽了；第二，你未來一定要找一個善良的人結婚，她得真心對我們的孩子好；第三，儘管我母親性格很糟糕，為人極難相處，但她只有我一個女兒，未來生老病死，還請你不計前嫌，盡量幫忙。」剎那間，我覺得可憐的不是我自己，而是身邊這個人。回想結婚十幾年來，數次爭吵中，我想過好幾次如果離開這個人我該怎樣帶著孩子自己生活，最後都忍下了。生活不給我們繼續這樣小打小鬧的機會，突然給了我這樣一個判決，讓我不得不中

途離場，以這樣的方式，讓他帶著孩子獨自面對未來。

那天晚上，我獨自在病床上，半夢半醒，疼痛一直提醒我還活著，但我明明看見了自己的葬禮，身體上蓋著紅布，躺在棺材裡，阿能和兒子在旁邊痛哭不已。我還看見了去世的祖母，我們一家人一起坐著吃飯，好久沒有這樣團圓過了。然後，我又在認識的可靠優秀女性中尋覓了一圈，看看有沒有適合當阿能續絃的人選。沒辦法，我就是操心慣了。我最害怕的事情，就是失去意識，那樣大概就離死亡不遠了。若不是翻江倒海的麻醉藥反應，我恐怕胡思亂想得更多。曲馬多打多了，不良反應讓我嘔吐不止，頭痛欲裂，下唇開始麻痺，而止痛效果卻不行了。我自認為還是比較能忍痛的，當年抱著一副「反正痛不死」的決心自然產生下了兒子。可是這次的疼痛劇烈程度比自然產有過之而無不及，最可怕的是這疼痛似乎沒有盡頭。

再過兩個月就是兒子的 10 歲生日了，我不知道自己還有沒有機會陪他過。夜深人靜，我痛得睡不著，拿出手機，打算寫一點給他的祝福，假如我不能繼續陪伴他成長，請阿能交給他。如果可以的話，我要寫幾封信，透過信箱定時發送，在每年他生日的時候發給他，直到他 18 歲。

親愛的孩子：

　　很高興迎來了你的 10 歲生日，這是青春期的開端，生命中最為蓬勃、最為耀眼的時刻即將來臨。在這之後的幾年裡，你會發現聲音變得嘶啞，奔跑的速度和力量也大了起來，自己長高的速度好快，就像春天裡迅速生長的竹子。

　　很欣喜我能看到這一切，無論我在哪裡，用什麼樣的方式，我確信我能看到你的成長。我能送給你的禮物不多，但這世界上最珍貴的禮物往往是錢買不到的，比如親情、愛情、友情、幸福等。大自然有春夏秋冬，植物會開花結果，最後變成種子和落下的黃葉。你就是我的小種子，種子長大了，而我最終也會變成落下的黃葉，這是自然規律。黃葉去哪裡了呢？變成了土裡種子的養分啊！

　　最後，請你堅持鍛鍊，並且多讀課外書。給你一個小任務 —— 這一年裡請你了解達文西和胡適的生平故事，尤其是了解他們成長的家庭，以及他們了不起的地方。

　　生日快樂！

愛你的媽媽

親愛的孩子：

　　11歲了！我真的很高興！我想高興的肯定不止我一個人，還有爸爸、爺爺、奶奶，應該還有你的好朋友。

　　我讀小學時的好朋友，有你認識的丫丫阿姨。那時候，我們在一起「抗爭」調皮的男同學，因為他們總是在女孩子的鉛筆盒裡放毛毛蟲，用水管噴女生水，或者拿著甩炮在女生身後偷偷亂扔。那時候有的男孩可不像你們現在這樣斯文和講道理，動輒揮舞小拳頭，所以我們女生很團結。後來，由於父母的工作調動，丫丫阿姨跟我有好幾年不在同一個城市，但我們的友誼一直保持著，那時候用寫信的方式。一封信寄出去一週，收到回信又過了一週，周而復始，友誼如幼苗成林。再後來，高中我們又機緣巧合地同在一個學校，並且有了共同的愛好和話題。

　　朋友和玩伴對你來說很重要，就像爸爸的兄弟，對吧？媽媽也是獨生子女，親密的朋友對我來說就像後天的親人。慶幸的是，在每段求學時光，我都有很親密的朋友，而且這些朋友長大了都成為我的有才又有趣的摯友，我們一直關心彼此，分享歡樂或悲傷。如果你有親

密的朋友，那我是再高興不過了。

　　最後，請你和你的朋友在一起多奔跑、跳躍、聊天、讀書、玩耍、曬太陽，而不是聚在一起玩電腦遊戲或者看電視。記住，真正的好朋友不在網路上或者螢幕上，而是在現實生活中。

　　生日快樂！

愛你的媽媽

親愛的孩子：

　　一轉眼你就 12 歲了！小學到了最後一年了。作業和考試漸多，不過我要恭喜你，考完可以有一個完全沒作業的暑假！

　　不過我要安排給你一個暑假「作業」：找一個你嚮往的地方，去旅遊。媽媽去過很多地方，每一處給我帶來的都不止是好玩，還有很多思考。比如 2005 年夏天，我坐著火車去東部，車上我偶遇了一對母女。37 歲的媽媽帶著

兩歲半的女兒，那個女孩子很乖巧，漫長的車程中從不哭鬧，總是笑瞇瞇地，媽媽離開一小會兒也不到處找人，而是安靜地自己玩耍，這讓我非常驚訝。雖然那時候還沒有你，好奇心讓我不禁向這位媽媽討教育兒經驗，讓我第一次知道當父母也是要學習的，是要看好多書的！這世上沒有一種職業是不需要學習的，尤其是當父母。

在印度，我遇到一個從加拿大留學回印度當導遊的年輕人，十幾年前的孟買經濟狀況還十分落後，隨處可見貧民窟，半夜乞丐們一排排橫臥在人行道上。於是我問他為什麼不留在加拿大發展？他一字一頓地回答我：「I am a patriot!」（我是一個愛國者！）那堅毅的神情讓我肅然起敬。

在印尼，我爬上朋友家二樓的梯子，兩個人欣賞了一場隔壁正在舉行的盛大婚禮，才知道他們婚禮用的喜慶顏色居然是綠色！

多走走，多看看，多聊聊，這是一件很好玩的事情。

生日快樂！

愛你的媽媽

親愛的孩子：

恭喜你 13 歲了！已經是半大的青少年了！國一的課變多了，壓力驟增，不過我覺得這對你來說是件有利的事情。熱愛數學的你需要一點難度，對吧？

這是驟變的一年，學校、夥伴、老師都變了，身體上的變化也越來越明顯，兒童節要變成青年節了。這個世界唯一不變的事情就是變化，能不斷應對變化的人才是生活的強者。也許你不喜歡大人們叫你的小名了，也不喜歡別人拍你的肩膀摸你的頭了，並且你總想反駁大人們說的話。也許你不太喜歡袒露心聲，希望多點時間獨處，如果是這樣的話，恭喜你，你長大了！小時候看動物星球頻道，幼年老虎會跟著母親生活兩三年學習狩獵，然後才開始自己標記領地，這代表長大，從此獨自面對自然界的殘酷競爭。人類的成長顯然比老虎需要的時間更長，所以雖然你偶爾會嫌師長囉嗦，管太多，但在你能夠完全獨立面對人生之前，還是請你耐著性子聽完他們說的話，然後好好想想究竟有沒有道理。毋意，毋必，毋固，毋我，切記。

今年給你一個任務：不管作業多少，請你堅持早睡

和鍛鍊。相信我，強健的體魄才是你未來應對變化最要緊的特質。這一點，我和你爸爸都會堅持並且監督。說來慚愧，媽媽最遺憾的事情就是從小沒有鍛鍊好身體，生病期間給你和爸爸添麻煩了。

祝你生日快樂！

愛你的媽媽

親愛的孩子：

恭喜你14歲了！學校的物理課很有意思吧？你對理工科的興趣像極了你爸爸，這一點我從你3歲的時候就發現了。那一年我開始給你看《新小小牛頓》，你對裡面的故事興趣寥寥，卻樂此不疲地練習數蘋果的題目。從幼稚園回家的路上，凡遇到挖洞修路的工程，你就不走了，非要看上半小時。再大一點，對於捷運、公車路線，你計算的換乘方案和站數，往往是最好的。記得我們一起去香港，媽媽沒有方向感，找不到地鐵站，6歲的你幫我解決了這個路線謎題。有個小男子漢帶路的感覺真好！因此我確信你對空間、邏輯等抽象概念會

十分感興趣，而興趣是最好的老師。

不管你對理科有多麼熱愛，請不要忽略人文學科，要擠出時間多讀課外書。讀書不妨從名著入手，你面臨的是個資訊爆炸的時代，浩如煙海的文字中，值得讀的往往是經過時間檢驗和歷史沉澱的作品。值得一提的是，選擇書的時候不要讀那些摘要本或者改寫版，一定要讀原著，並且要融合它們寫作的時代和作者的背景中去讀。你現在讀過的書，將來是一筆很寶貴的財富，它們會讓你成為一個有趣、有思想、有溫度的人。

祝你生日快樂！

愛你的媽媽

親愛的孩子：

恭喜你15歲了！一轉眼國中生活就要結束了，會考漸近，老師和同學們都很緊張了吧。

回想我自己的國中生涯是很快樂的。我的母校沒

有 PU 跑道，沒有符合人體工學的桌椅，課室也沒有投影機和空調，但我很喜歡上學。一方面因為讀書成績還不錯吧，老師的表揚能夠滿足我小小的虛榮心，帶來一些優越感。另外更重要的是，在那個課外讀物並不豐富的年代，學校圖書館有書可以借來看，樓頂有天文望遠鏡，學校會辦活動讓我們在某個夜晚上去看土星的美麗光環。元旦我們會辦屬於自己的新年晚會，大家湊錢買零食一起玩遊戲。

相信你的國中生涯也有很多這樣快樂的瞬間，等你過些年再回想，也許你不記得自己做過哪些考卷，但一定記得這些有意思的事情。如果你覺得眼前的事情讓你有些疲憊，請你關心一下身邊的事情以及國家大事，多問問自己 —— 如果讓我去解決這些問題，我會有什麼好辦法？歷史上有沒有什麼樣的事情跟這件事情有相似之處？我能為別人做點什麼？把眼光放得遠些，更遠些，你心裡裝著的就不只是尺牘之間。作為一名小男子漢，你的眼界、格局和胸懷比分數更重要。

最後，請你一定保養好自己的眼睛，將來還得用它好多年呢！

祝你生日快樂！

愛你的媽媽

親愛的孩子：

恭喜你 16 歲了！長成了一名健壯的年輕人，這是我喜歡的樣子！也許喜歡你的人不止我一個，也許你也會喜歡上某個可愛的女孩子。

在你這個年齡，喜歡上一個明媚如春的女孩，是件美好的事情。如果她也恰巧喜歡你，那我要恭喜你！而如果她並不喜歡你，你還可以成為更好的自己。還記得那個鍥而不捨追求張兆和的沈從文嗎？他最後成功了，讓「鄉下人喝上了杯甜酒」。不過我想最終打動張兆和的原因，還是因為他就是才華四溢的沈從文。

如果有女孩喜歡你，而你並不屬意於她，也請你不要害怕說實話拒絕。被人喜歡是一件讓人心醉的事情，總覺得能有人欣賞自己，內心怎能沒有一點小得意？

你的優點在喜歡你的人眼裡必然放大了許多倍，所以請你謹慎地對待這份自豪。拒絕並不會傷害別人，而曖昧則會。

如果你還沒有考慮愛情的事，也不用著急。弱水三千，遲早會有屬於你的一瓢。比如楊步偉 30 多歲才遇見了趙元任，成就了一對神仙眷侶。美好的愛情，總是金風玉露一相逢，便勝卻人間無數。因此，你想跟玉露談戀愛，自己必得是金風。跟你說實話吧，若不是你爸爸是個學霸，我當年或許不會愛上他。一個 20 多歲的男人，沒錢、沒房、沒車，還只有家裡的債務，若是再沒點才華，可不是就要打一輩子光棍了嗎？

等等吧，等你上了大學，也許會有一些新的想法。

祝你生日快樂！

愛你的媽媽

親愛的孩子：

　　很高興迎來了你的 17 歲！高二的你找到未來的方向了嗎？這個世界越來越紛繁複雜，可供選擇的路越來越多，這是好事，也是考驗。

　　我高二的時候選擇了文科班，完全是興趣所致，但是在後來大學選擇科系的時候，選了當時的熱門科系 —— 企管系。我完全不知道這個科系包含哪些課程，也不懂就業時將會是怎樣的行業，只知道是個熱門又高分的科系，就稀裡糊塗地考進去了。這個科系裡的很多課程非常實用，但我一點也不喜歡，比如會計原理、企業財務管理、市場行銷等，這是我在重大選擇題面前的一個錯誤，並且用了很多時間為之買單。人生苦短，青春尤其短暫，用這樣多的時間為錯誤的選擇付出代價，不值得。很多年以後我才發現自己其實最喜歡人文歷史之類的學科，當年如果不是貪慕虛榮、隨波逐流，又為了找個好工作，或許我後來就是拿著洛陽鏟到處挖寶貝的考古隊員。內心認同一件事情，做的時候也會是滿心歡喜的。

　　很多人面對選擇的時候，總是忘了問問自己的內

心。我希望你在選擇方向的時候，多花些時間去了解其中包含的課程，多問問自己究竟喜歡什麼。不管你選擇的科系是熱門還是冷門，只要你喜歡，能堅持，就可以在這個領域有所成就。還有一點，就是選擇一個好科系，遠比好學校更重要。

　　加油吧！17 歲的少年！生日快樂！

愛你的媽媽

親愛的孩子：

　　很高興迎來了你的成年禮！在法律上，18 歲的你是具有完全民事行為能力的公民了！如果我能看到這一天，我必將狂喜而不能自持。

　　成長和獨立是一件值得欣喜的事情，也是你將要對自己的行為負全責的時候。我始終認為，一個人的責任感不是一天形成的，在你很小的時候，我和你爸爸就開始培養你的責任感，讓你學會為自己的行為負責。小時

候，你把地板弄髒了，我讓你自己收拾；你把外婆的手機弄壞了，我讓你拿壓歲錢出來賠償。我相信，你早已明白權利與義務、自由與限制是與生俱來的雙胞胎。

在你將要邁向自己獨立的人生之時，我在原地給你最深切的祝福。你所選擇的，我必將支持；你所喜愛的，我必將喜愛。你的生命之舟從此將駛向更廣闊的天地，而掌舵者是你自己。

萬般叮嚀，也總有言盡之時。你成年了，我有一件很重要的事情要拜託你：未來的日子請你照顧好自己和爸爸。

祝你生日快樂！

永遠愛你的媽媽

花了幾個晚上，寫完這9封信，真的好累啊，有太多想說的，又不能讓孩子長久地陷入悲傷，生活總要向前看。我躺在床上設想一個孩子在青春期所能遇到的所有問題，並企圖能找到答案。如果我不能親眼看著他長大，只期冀讓他在某一刻感受到來自母親的愛，就像他所喜歡的《哈利波特》一樣。

曲馬多不能止痛了，醫生給我換了吩坦尼穿皮貼片（Fentanyl）。護理師將它貼在我的上臂外側，效果比曲馬多好太多了，我不再噁心、嘔吐，疼痛少了許多，可以睡個安穩覺了，只是嘴唇越來越麻木，連同下巴都麻了。每天早上除了打針、抽血、吃藥，還來了一個醫生在我耳旁敲音叉，讓我雙眼看左看右，再敲敲我的膝蓋，讓我伸伸腿，跟我聊兩句天，猜想是看我是否神志清醒，身體功能有沒有喪失。

護理長張小姐是個善良的大眼睛美女。她有空的時候就來跟我聊天，可能看我太年輕、太可憐，為我做臨終關懷。她告訴我曾經有報導，有人得癌症後散盡家財周遊世界，然後病奇蹟般地好了，並以自身曾經打過 180 天的止痛針來告訴我，疼痛管理並不是那麼可怕，不要害怕麻醉藥的副作用。連幫我做活檢的帥哥黃醫生，看著我都是一副憐惜的表情。公司的主管和同事輪番過來探望，讓我感動不已，但似乎一切都預示著我沒救了。骨科醫生建議我先把腰椎的問題透過手術解決一下，至少手術完就能下地行動了，可以提高未來幾個月的生活品質。

在動手術修復腰椎這件事情上，我遇到了兩派意見：我爸極力贊成醫生的意見，而阿能並不同意。為此他拿著我的病理報告又去找了另外一家醫院的骨科專家。該專家所持意見則是：動手術可以，但目前的狀況既然是腫瘤引起的，破壞了幾節腰椎，即便修好幾節，接下來又會有新的破壞，建議還是優先處理腫瘤的問題。

　　正當我們還在猶豫不決的時候，我出現了高燒和大面積皮疹。這對我本已很差的身體狀況來說無異於雪上加霜，身體表皮上出現了嚇人的密集紅點，迅速化膿，高燒不退。我幾乎陷入了混沌的狀態，用吩坦尼能止住疼痛的時候就在昏睡，除非疼痛把我叫醒。醫生一邊用地塞米松（Dexamethasone）幫我退燒，一邊幫我預約皮膚科會診，因為這種狀況在這個經常見各類病人的骨科也極為罕見。

　　在這種情況下，骨科醫生也不再建議我動手術，與此同時，阿能打算砸鍋賣鐵賣房子也要治好我，因為病理上寫著「考慮子宮頸癌」，進一步免疫組化也還沒出來。細心的阿能在每日的繳費清單中發現了尤其詭異的一項 —— 這兩週來病理一直在增加實施專案。儘管那些生化名詞他一竅不通，但他一直期待著轉機。

接下來的幾天，我們找遍了幾乎可以找到的所有關係，聯繫朋友諮詢專家看影像，希望看看是不是別的問題。透過遠端檢查，由於最大的 4cm 腫瘤位於子宮頸，因此專家也初步認為是子宮頸癌。既然如此，我們只能著手去專門的腫瘤醫學部婦科治療，畢竟待在骨科治療子宮頸癌已經不合適了。

一波三折

我轉進腫瘤醫學部婦科，這裡條件不錯，一間房只有兩個病人。但奇怪的是一整天也沒有見到隔壁床的病友。到了黃昏時分，一名中年男人進來了，哭喪著臉打電話，我才知道他妻子在手術中出現了意外，進了加護病房。那一整晚，這個男人就在死一般寂靜的房間裡嘆著氣不停地踱步，從門到窗邊，再從窗邊到門。每一秒對他來說都是煎熬，對我來說也是。

第二天上午，上一家醫院病理科突然來電話了：進一步病理檢查顯示，不是子宮頸癌，而是淋巴瘤！雲開霧散，柳暗花明啊！我狂喜：不是癌症！狂喜不到10分鐘，我在網路上一查 ── 事實證明，我只是太無知。淋巴瘤就是淋巴癌，屬於惡性血液癌症，葉金川、藝人比莉、黃春明、李開復，都罹患這種疾病。而這一結果讓我必須再次轉院。來不及思索，這時候急需一個能收留我住院的血液科。於是我爸三更半夜爬起來去掛號，希望能進腫瘤醫院的血液科。好醫院永遠人滿為患，何況是當地最著名的一家。好在有貴人相助，運氣還不錯的我真的住進了血液科。

　　等到血液科安排好床位，距離從婦科出來僅僅過了3天，我已經出現了雙目複視，嗅覺喪失，整個下巴毫無知覺，嘴唇腫得像影像《東成西就》裡的歐陽鋒，腰背痛得完全不能碰，無法行走坐臥，醫生當下決定用嗎啡！這也算是人生極致體驗了吧，不過我根本沒體會到什麼快感，接踵而來的是比疼痛更糟糕的體驗 ── 腫瘤壓迫神經，到了晚上居然無法排出小便。醫生剛開始給我用利尿劑，讓我等等，看看有沒有效果。可是沒用，到了上半夜，我

的肚子脹得快要爆炸了，每一秒都是煎熬，整個病房充斥
著我的呼號，護理師不得不叫醒值班醫生，當即決定插尿
管。血液科的兩個護理師忙了半小時，還是插不進去，
急忙請來泌尿科的護理師，還是不行。要命啊！我快崩潰
了，值班醫生一邊安慰我不著急，會好的（這時候醫生一
句安慰的話語就是黑暗中的明燈，病人的支柱啊），一邊
親自動手，這時才發現不是護理師技術差，是我的生理結
構異於常人，終於 20 分鐘後解救我於危難之中。忙了大
半夜，同病房的病友們都沒睡好，讓我歉疚不已。後來我
才知道，如果那天晚上不及時插管，很可能造成腹腔大面
積感染，而後面的治療就不知道是什麼結果了。因為我的
病惡性程度極高，時間就是生命。這一役，讓我對這位年
輕的醫生感激不已。

一場鏖戰

　　接著開始重新病理確診，阿能拿第一家醫院的影像結合病理檢查結果，腫瘤醫院病理科再次確診為非何杰金氏淋巴瘤（Non-Hodgkin's Lymphoma, NHL），血管內瀰漫性大型 B 細胞類型。PET-CT 顯示腫瘤已經隨著血管侵犯了身體多個器官，並引起了骨質破壞，腰椎病理性骨折，有部分已經壓扁變形，頭部核磁共振檢查顯示顱內有水腫。除此之外，還得另做骨髓穿刺（簡稱骨穿）、腰椎穿刺（簡稱腰穿），看看骨髓及中樞神經是否被腫瘤侵犯。做骨穿還好，反正我早就被疼痛歷練慣了，就是在骨盆處抽取一點骨髓，針頭在骨頭上劃過咯吱咯吱響，有點像鑽木取火的感覺。腰穿真是個麻煩事，因為我部分脊椎已經變形，醫生花半天才找到位置下針，為了那幾毫升腦脊髓液，別人十多分鐘的事情，在我這至少做了將近一小時。針頭在骨頭之間穿來穿去，我等待著出現麻麻的感覺（那意味著快找到了）。別人一針，我至少要兩針，甚至四針，之後還要平躺最少兩三個小時（我當時腰痛得已經無法平躺，靠讀秒來度過這難熬的時刻）。

由於侵襲性極高，腰椎骨轉移病人兩週內如果不積極治療，極有可能發生截癱（指下肢以及下半身完全或部分癱瘓），教授決定一邊等進一步的病理結果，一邊立即開始化療，R-CHOP 方案〔方案取自 5 種藥物的首字母：利妥昔單抗（R，Rituximab，商品名莫須瘤），環磷醯胺（C，Cyclophosphamide），阿黴素（H，Hydroxydaunoru-bicin），長春新鹼（O，Oncovin），保利通（P，Prednis-olone）〕。當時的我還被蒙在鼓裡，阿能說跟教授聊過病情和治療方案了，教授表示治癒率挺高的，我也就相信了，心想總比子宮頸癌好多了吧，於是每天都樂呵呵地開始準備接受化療。

上化療之前先去置管，即在上臂內側開口安放一條長長的 PICC[002] 管，連線上腔靜脈，以保護外周血管不受化療藥傷害。這根管子要留在病人手臂上長達半年至一年，直至化療結束。插完管子拍個 X 光片，如果一切正常就可以開始化療了。插管的過程很順利，醫生在我左上臂打麻醉藥，然後切開一個小口，對著超音波儀器的螢幕看著一

---

[002]　PICC：peripherally inserted central catheter，經外周靜脈置入中心靜脈導管

點點將一條細長而柔軟的管子順著血管插入上腔靜脈。做完這個小手術，醫生交代了一些注意事項，諸如不要提重物，一週沖管一次等，還特意說明配有握力器，每天要捏至少 100 下，防止血管堵塞。可我插完管子拍完 X 光片回病房後，阿能又被醫生叫了去，說我的影像異常。因為檢查發現我有兩條上腔靜脈（一般人只有一條）！好在插管的醫生見多識廣，抽空上來幫我調整了一下插管的長度和位置，我終於可以開始「享受」化療了。

先做補液治療[003]，大量補液利尿可以增加尿量，加快藥物排泄。護理師把籃球一樣巨大的水袋掛在床頭的架子上，每天24小時不間斷地輸注鹽水，打得我全身浮腫。好友來探望我，看我似豬頭一樣的臉，問我：「哎呀，你怎麼一下子胖了這麼多？」我只能伸出胖腫胖腫的指頭，指指頭頂上吊著的巨大水袋說：「一天打進去幾千毫升，能不胖嗎？！我不用照鏡子，只要眼睛往下看，都能看到我自己鼓起來的臉了。」

輸完補液，接著用標靶藥莫須瘤（利妥昔單抗），同

---

[003]　補液治療：指在應用某些特殊藥物時，給予大量補液，減少藥物對人體的損害，以降低腎臟毒性的一種治療方法。

時做心跳血壓監測，時刻防範過敏反應。護理師推過來一臺帶螢幕的儀器，把我的右手手臂、手指都綁上，螢幕上開始跳動均勻的線條。左手吊針，右手被縛，我就像一隻大肚子蜘蛛一般，睡在各種線路和管子布成的網中間。打完標靶藥，沒什麼不適的感覺，再接著打各種護肝、護心、止嘔的藥以及化療藥。由於我的腫瘤負荷較大（通俗來說就是腫瘤個頭大，數量多，範圍廣，影響壞），怕化療藥下去一下子把腫瘤全都打散了，造成身體電解質紊亂，所以化療藥分 4 天打。

　　阿黴素、環磷醯胺、長春新鹼這幾樣經典化療藥毒性極強，即便微量的藥物都會引起傷害，因此每次都是由護理師單獨推針。推針的護理師戴著手套，小心翼翼地從密封袋中取出藥，再緩緩推進血管。不到 1 分鐘，我的鼻腔裡馬上湧出來一股嗆鼻的味道，濃烈度超過一口氣吞一瓶芥末，這酸爽的感覺也是第一次體會啊！更酸爽的在後面。第二天一早，我開始全身哆嗦，這時還是穿短袖的時節，我卻冷得瑟瑟發抖，護理師幫我蓋上 3 床棉被，阿能趕緊弄了個瓶子裝滿熱水，裹上毛巾讓我取暖。我還是冷得說話都不清楚，上下牙齒不停磕碰，身體縮成一團開始

發燒，高度懷疑自己中了「冰蠶寒毒」，是否從此可以獨步武林了呢。醫生當下決定用地塞米松退熱，一針下去，一小時後我逐漸感覺沒那麼冷了，接著身體的毛孔就像開了閥門的水龍頭，我開始不停冒虛汗，兩眼發黑，一會兒就溼透了幾套病人服。體溫上竄下跳，我一絲力氣也沒有，疲倦至極，說話都費力。我感覺化療藥和腫瘤正在身體裡廝殺搏鬥，化療藥出盡奇招，讓腫瘤灰飛煙滅，我能做的只有清掃戰場，在廢墟上重建。

後來的日子裡，化療反應如約而至，手腳麻木，便祕，噁心，大姨媽就此別過。頭髮大把大把地掉，索性剃光了，我摸著光光的腦袋，總覺得腦後生風，涼颼颼的，僅有的部分髮根紮著頭皮，讓我極不適應。好消息是，疼痛沒那麼厲害了，口服奧施康定（OxyContin）已經基本可以解決我的疼痛問題，讓我好好睡覺。第一個療程下來，我的雙眼複視問題得到了根本好轉，也能聞到飯菜的香味了。這一次，我終於看清楚了我的主治教授和住院醫生。儘管工作量極大，教授每天都帶著微笑，一絲不苟地帶領組裡的醫生查房，詳細詢問每個病人的情況。最開心的是，住院醫生是位劍眉星目的大帥哥！對，就是救我於

危難之中的大帥哥！這一刻我終於明白了為什麼管他們叫
白衣天使，人家本來就自帶主角光環嘛！

　　做完第一期化療出院的時候，我依舊只能臥床，但已
經不用吃止痛藥了，可以平躺下來，拔了尿管，能戴上眼
鏡玩手機了，靠著安眠藥的睡眠也比之前好了許多。事情
似乎正在向好的方向發展，只是我不知道還有更厲害的化
療副作用 ── 骨髓抑制在等著我。由於腫瘤細胞分裂速
度快，化療的主要攻擊目標就是針對快速分裂的細胞。而
正常人的身體裡還有一類壽命短、分裂快的細胞，那就是
源於骨髓幹細胞的紅血球和白血球。這大名鼎鼎的兩類細
胞分別負責氧的輸送以及建立免疫功能。骨髓抑制是指骨
髓中的血球前體細胞的活性下降，造成的嚴重後果就是人
體在外界細菌和病毒面前失去抵抗力，出現貧血、凝血功
能障礙等。換句話說，就是化療藥殺敵一千、自損八百，
殺了腫瘤細胞同時也讓免疫力受到了一萬點傷害，病人的
身體暴露在空氣中，就像在細菌的刀林劍雨中裸奔！

　　骨髓抑制最厲害的時間是化療後 7 ～ 14 天。即便打
了長效升白針，也要密切防範感染。我蜷伏在家哪兒也不
敢去，杜絕探視，短效升白針都是當醫生的嬸嬸上門來幫

我打，生怕感染。可是我的白血球還是降到了 $0.26×10^9/$ L（正常人至少應達到 $3.5×10^9/L$），我發高燒了，又是 $39°C$。無奈之下，出院剛一週的我又回到了醫院。這一次待遇可好了，住進了「水晶宮」── 無菌室。這是為抵抗力極差的血液性疾病病人專設的床，頂部有換氣系統，帶紫外線殺菌燈消毒，四周用透明簾子與外界隔開。住在裡面頗有「垂簾聽政」的優越感，因為說話要大聲吼外面才聽得見。倒楣的是，連續打了十幾天的最強抗生素，我依舊高燒不退，每天下午都燒到 $38.5°C$以上。照胸部 X 光有輕微發炎，C 反應蛋白略高，其他一切正常，教授判斷輕微發炎並不是導致高燒的主因，真正的原因待查。

連續數日的抗生素加上阿黴素的心臟毒性，再加上骨髓抑制造成的貧血，我平躺時每分鐘的心跳都能達到 120 次，時刻感覺心臟都快要從嘴裡跳出來了，說一句話要喘幾口氣，說兩個字停一下，續上下一口氣才能再說兩個字。躺下來睡覺要張開嘴呼吸，藥物還有導致精神興奮出現幻覺的副作用，我總是惡夢不斷，一會兒夢見鱷魚咬我，一會兒夢見掉入池塘，再加上呼吸困難，大口大口吸氣還覺得胸口發悶，我又開始整晚整晚地無法安睡。

　　實在太難受，早上趁著教授查房，我央求他少給我用點藥。一貫和藹可親的教授立即嚴肅起來，臉色一沉，厲聲說道：「這個病房裡，最嚴重的就是你！你還要我少開點藥？高燒不退，你知道嗎？感染分分鐘會導致死亡！」我悻悻地看著旁邊的兩個病人，一個白血病，一個骨髓性腫瘤，好樣的，原來我比他倆都嚴重啊！剛剛燃起的希望被重重地摔碎了。

　　既然沒力氣做別的事情，編故事總是可以的。這些年來，孩子最喜歡的事就是每天睡覺前聽我編故事，住院以來，他只能週末來探望我，於是我便把一週以來編的故事講給他聽。隔著無菌病床，孩子只能將小腦袋緊緊貼著簾子仔細聽。可是我實在喘得厲害，說一句話喘兩口氣，只堅持講了半小時就力不從心了。一個故事還沒講完，阿能怕我體力不支，趕緊把兒子支開了。望著孩子漸遠漸小的背影，一種深深的無力感滲透了我的心。

　　所幸我一向愛看閒書，於是在人生最谷底的時候，以往的閒書給了我編故事的諸多素材，也能將我的精神暫時從現實的苦難中抽離出來。想想蘇東坡花甲之年被貶海南，在雷州與子由訣別，路上哀嘆「此生當安歸，四顧真

途窮」，那種內心的悲涼和困頓未必比我現在少。躺在病床上，我想得最多的還是兒子。還不滿 10 歲的小男生，將來沒了媽媽該怎麼辦啊？如果可以，我願意將所有的美好都給他。為了兒子，我不能就這麼死去！噁心也要使勁吃，只要不吐就行！哪怕這個病房我最嚴重，哪怕只有百分之一的希望活下來我也要爭取！即便「四顧真途窮」，我也要殺出一條血路！

　　高燒還不退，眼看著已經到第二期化療的空窗期，如果不趁著腫瘤尚未抬頭及時用藥，這狡猾的腫瘤產生了耐藥性就麻煩大了，R-CHOP 是一線方案，治療效果最好，如果上二線、三線方案，效果如何尚不得知，毒性肯定只能更大。眼看要延誤戰機，又找不到發炎的罪魁禍首，最厲害的廣譜抗生素已經用了兩週，教授憑著多年的經驗，彷彿狄仁傑斷案一般，斬釘截鐵地要求拔掉我的 PICC 管子，沒錯就是那根插在我手臂上打化療的管子！我萬般不願意，因為這根管子扯出來容易，想起我那兩條上腔靜脈的麻煩，再裝上去我勢必又要受罪。

　　儘管不願意，我還是個聽話的病人。事實證明，厲害的醫生就是神探，上午拔了管子，下午燒果然退了，教授

神機妙算啊！體溫回到 37.5℃以下，抓緊時間立即開始第
二期化療。新的問題來了，這一次沒了那根 PICC 管，只
能在手背上找血管，而我偏偏是血管極細又難找的人，以
往每次體檢抽血都要被護理師抓著使勁拍手背，直到整個
手背紅腫充血才能找到下針的地方。化療期間不但要不間
斷地打針，還要每天抽血，我又要讓護理師費心一番。最
誇張的時候，3 個護理師輪番抓著我的兩隻手找，才找到
下針的地方，手背和手腕的血管密集處已經布滿了針眼。
因此，每次我都要很鄭重地跟護理師們說聲謝謝，覺得今
天又是美好的一天啊！

宛若新生

　　退燒之後，我的精神一天天好起來，身體卻還是軟軟
的，動一動腰部還是疼痛無比。看著我的狀況好起來，管
床的帥哥醫生勒令我下床多活動。此時的我已經臥床兩個
月，全身肌肉萎縮，尤其是腿部肌肉像豆腐一樣軟，我真

沒信心活動。好心的醫生見我一次唸我一次，有一次進了病房看見我還躺著，對我沒好氣地說：「你怎麼搞的？我每次來病房看你都是這個姿勢！你趕快下床走走！」我像個犯了錯的孩子，無奈之下懷著無比忐忑的心情，忍住疼痛，讓阿能扶著我，用枴棍撐住雙肩，我生病後第一次晃晃蕩蕩地站了起來！儘管雙腿像踩著棉花一般，我還是挪到了窗前，看到外面久違的陽光和交流道下川流不息的車潮，我忍不住掉眼淚了。生病以來，我幾乎沒掉過眼淚，這一次喜極而泣，各種酸楚隨著眼淚一齊奔湧而出。將近兩個月來我看的最多的就是醫院的天花板和點滴架上的各種藥品，不知外面天氣陰晴，也忘了季節已經從夏入秋。陽光、街道，每一棵樹，每一朵花，哪怕一盞路燈，這些所有我習以為常的事物從來沒有如此美麗，讓我倍加珍惜。看見人行道上推著嬰兒車的鶴髮老人，我不禁羨慕不已，因為他們已經活到了含飴弄孫的年齡，這是多麼幸運！

　　疾病讓我幾乎變成了只能臥床的廢人，吃喝拉撒全在床上，所有消息來源只能是身邊的人，彷彿與世隔絕。如今我像個嬰兒般重新學習站立、行走、上廁所、吃飯，每

一項正常人的生活技能，於我來說都是一次重新習得的過程。最開心的是，我終於可以洗澡了！將近兩個月只能溫水擦身不能洗澡的我歡欣鼓舞！再也不用擔心哪天會搓出周伯通身上的老泥丸了！更重要的是，我開始自己搜尋資訊。我要弄清楚，這場來勢洶洶的病究竟是什麼。

知己知彼

接下來的日子就是隔天驗血常規了解白血球、紅血球、血小板數值。那些下降的箭頭看起來如此的驚心動魄，象徵我的身體抵抗力很差，小小的牙齒出血都會導致大出血。每一次化療都是一次衝鋒陷陣。感染、血小板低下，都有可能導致全軍覆沒。家裡用消毒水拖地，房間裡用空氣清新機，每次碗筷都要嚴格消毒，生水果不敢吃，睡覺都戴著口罩，兒子打個噴嚏我都要心驚肉跳 —— 上一次感染的嚴重後果已讓我如驚弓之鳥，得小心伺候著白血球這些貴人。

閒下來的時間，我主要的任務就是三件事：吃、睡、學。作為一名吃貨，我最自豪的事情大概就是前幾次化療都沒吐過。止吐針的強大威力加上激素的作用，我胃口還真不錯，什麼都能吃。為了把白血球、紅血球、血小板計數都吃上去，什麼五紅湯、雞湯、海參、阿膠漿、泥鰍、筒殼魚、速癒素、營養素等，只要聽說是能升白血球的，不惜血本地弄來吃。最誇張的一次，吃甲魚（鱉）吃到過敏了，我全身紅腫，像隻燒紅的乳鴿。相對於折磨人的疼痛和昂貴的治療費用，能把抵抗力吃上去就是最划算的！只不過，吃了這麼多，白血球這傢伙一點面子也不給，該掉還是掉，不過沒第一次掉得那麼狠了，化療藥誠不我欺也！然而，我吃進去的東西都變成身上的肉了，每一期化療後都能增重 1 公斤！

　二療後我的睡眠開始慢慢恢復，疼痛逐漸減輕，繼停了止痛藥之後，不吃安眠藥我也能睡了。好幾個月未曾酣睡，我一天能睡十幾個小時，彷彿欠了幾十年的覺都要在這些日子補回來。那些曾經痛過的部位，到了晚上會神奇地發燙，我不得不買了一個涼墊，大冬天的墊在腰下面，要不然會熱得睡不著。醫生說，這也許就是血管在重建。

　　由於大部分時間我還只能躺著，手機變成了我最重要的夥伴。我發現了一個專門討論淋巴癌治療的網路論壇。創建人是一名何杰金氏淋巴瘤病人，接受治療之後就創辦了這個平臺，蒐集了很多病人和醫療方面的資訊。其中有個「學點知識」板塊，提供了許多淋巴瘤的專業資訊。也是由此，我才知道我的病究竟有多嚴重。Ki67（一種由人 MKI67 基因編碼的蛋白質，該蛋白與細胞的增殖密切相關）極高，LDH（Lactate Dehydrogenase，乳酸脫氫酶）極高，C-myc（編碼轉錄因子的調節基因）高陽性，Bcl-2（抗凋亡蛋白）高陽性，Bcl-6（人體基因編碼的蛋白質）高陽性，三表達，原發生殖系統，顱內水腫，非生發中心型，血管內瀰漫性大型 B 細胞，4 期，IPI 評分 4 分（高危），以上每一項都增加一份預後不良的高風險，這就是教授認為我比隔壁那個白血病病人還危險的重要因素。知道了這些，後來醫生告訴我說 5 年存活率只有 20% ～ 30% 時，我能夠處變不驚，因為我已經從網路文獻的統計數據中得到了這個結論。

　　我很感激實話實說的醫生，他讓我意識到現實的殘酷，促使我繼續尋找出路，從而也就為我選擇後續治療方

案奠定了基礎。考慮到我有中樞神經復發的高風險，醫生非常負責地為我每次做腰穿都要鞘內注射。隨著我的食補都變成增肥，對於我這個脊椎變形的麻煩病人，腰穿從開始的兩針能進去，變成 4 針才能扎中，每次都耗時很長，搞得醫生滿身大汗。我自己都不好意思了，可醫生並沒有嫌棄我，讓我深深為這些可愛的人的敬業精神所折服。

醫生們都是超級大忙人，關於副作用、升白血球等問題，網路能找的資訊我就自己找，盡量不打擾他們。與此同時，我關注了很多醫學方面的粉專，開始有一搭沒一搭地看治療指南。從一開始沒有任何醫學背景，到現在我已經能基本看懂病理報告、檢查結果，知道 DHL 不只是個物流公司，還是雙打擊性淋巴瘤（double hit lymphoma）；OS 也不只是作業系統，還是總存活率（Overall Survival）。我從網路上搜了份血液病學會的報告來看，居然也能看懂一半，還是很有成就感的！閒下來的時候我也能幫新來的病友們做點非專業的答疑解惑。

▌曙光初露

　　有了前兩次化療歷險，後面的療程，我更加小心翼翼。然而，還是出了一點小狀況。做到第四個療程，我那可愛的住院醫生出國培訓了，另一名年輕的醫生接手了他的工作。我照舊做腰穿，打了標靶藥、止吐針、化療藥之後沒多久，在出院前打了長效升白針。按照既往經驗，這一針大概能夠讓我在骨髓抑制的最低點平安度過，不至於像第一次化療那樣白血球低於 $1\times10^9/L$。然而，按照醫囑隔天驗血的我發現出院後第二天開始白血球異常升高，高至 $13\times10^9/L$，以往是第三天甚至第四天才開始出現這麼高。根據阿能的理解，長效升白針的作用是刺激並延長白血球的生存，維持時間在一週左右，而過早地升高則意味著最難捱的化療後 7～10 天卻得不到應有的白血球保護。果不其然，這一次白血球像是潮水一般迅速上漲，又急速下降，到了化療後第 8 天，已經低於 $1\times10^9/L$ 了。無奈之下，我每天要加短效升白針。但是白血球這傢伙，掉下去容易，升上來就難了，尤其是已經到了骨髓抑制的最強反應期。那幾天我過得真是如履薄冰，所有物品嚴格消

毒，除了打針，絕不外出，因為太害怕感染了。到了化療後第 11 天，白血球終於上升到 $2×10^9/L$ 了，我才算是稍微鬆口氣。

至於這次為什麼長效升白針沒能管住我的骨髓抑制，阿能需要找答案。好在網路發達，他在網路上找到這支針劑的說明書，在使用注意事項裡面發現長效升白針必須要在化療後 48 小時使用。而我們在費用清單上發現打完化療的當天，費用清單上就出現了長效升白針 —— 那位年輕的醫生並沒有按照說明書要求的 48 小時後幫我打針，而是化療後 24 小時內就打了！提早打針意味著這支針劑無法保護我度過危險期，反而提前動員了本該晚點成熟的白血球！幸虧沒造成嚴重後果，想想真是可怕啊！

4 個療程結束後，要做一次 PET-CT 檢查，看看前期治療的效果，以便後續治療方案的調整。此時已進入冬天，檢查前我細細挑選了沒有任何拉鍊、鈕扣之類金屬配件的衣物將自己厚厚地裹了起來，像個初次參加考試的學生一樣，祈禱能夠得到一次高分。

兩天後，影像結果出來了，阿能在核醫部領了影像以百米衝刺的速度去住院部找主治醫生看，主治醫生仔仔

細細看了之後，說大部分腫瘤都已經看不見了，只有一些散在性淋巴結，然後很認真地打電話跟核醫部的醫生確認 SUV[004] 之後，給我一個非常高的分數 —— 完全緩解（Complete Response，CR）！

天大的好消息啊！我像是被判了死刑又獲得大赦的犯人，要不是腰不好使，肯定能跳起來！然後我喜滋滋地問醫生：「那我之後是不是不用做化療了？」醫生立即打消了我這個不切實際、天真無知的想法，說：「按規範是要 6 ～ 8 個療程的，為了防止復發，你還是做完吧！」

那一天，我高興得偷偷跟阿能去吃了一頓垃圾食物 —— 麥當勞。

前路抉擇

遵照醫囑，我還要繼續後面的療程。好不容易度過前 7 次化療，半年之後，準備結束 R-CHOP 治療之前，我

---

[004]　SUV：standard uptake value，標準攝取值。

諮詢了不同的專家，面臨幾個選擇：一是結束後放療，二是大劑量胺甲蝶呤（Methotrexate，MTX）聯合莫須瘤治療，三是進行自體移植。醫療並不是數學公式，每個方案在不同的個體身上，也許都會得到不同的治療效果。儘管經驗非常豐富，但醫生面對每個病人，都會衡量具體因素給出不同的方案，哪怕同樣的方案，劑量也會因人而異。沒有人敢說哪種治療方案絕對正確，對病人來說，其實選擇哪條路都是「摸著石頭過河」。但是淋巴瘤的初治非常重要，於是我的選擇是信任最了解自己的醫生，聽從他的安排，並積極配合。同時我也告訴自己，不管未來病情向哪個方向走，都是自己選擇的，不後悔。

考慮到我的情況是三表達的血管內瀰漫性大型 B 細胞淋巴瘤，又是晚期，進醫院的時候腫瘤已經在全身遍地開花，放療沒有重點，加上原本在治療期間已經出現了竇性心律，BNP[005] 短暫升高，再行自體移植這種大化療也怕我的心臟受不了，於是醫生建議我在 8 個療程的 R-CHOP之後再做 2 個療程的 MTX 加莫須瘤，期間口服來那度胺（Lenalidomide）治療。

---

[005]　BNP：brain natriuretic peptide，腦利鈉肽，心衰竭的重要指標。

　　大劑量 MTX 需要雙通道不間斷點滴，我的外周血管由於前幾次化療已經變得十分脆弱狹窄，點滴速度稍快點就會痛得受不了。而 MTX 是要在規定時間內輸完，於是我又得放置 PICC 管。有了上次的經驗，我一早就跟醫生說明我有兩條上腔靜脈。於是醫生不在原來的左手部位下針，換了我的右手。這一次又遇到了新問題，由於血管太細，怎麼也插不進去，四五個醫生輪番上，打了 5 次麻醉針，換了好幾個部位，甚至把一條管子都用廢了，要換另外一條。跟我同時進去插管的病人半小時就結束了，而我在裡面耗了整整一上午，右上臂已經痛得麻木了，美女醫生們發揮了排除萬難、百折不撓的精神，終於在兩個多小時之後結束「戰鬥」！回病房的時候，可愛的主治醫生一上午找不到我，還以為我偷偷溜了，正著急呢！聽了我如此倒楣的插管經歷後他跟我說：「你辛苦了！」我看看可憐的手臂，此時心裡冒出一個卡通人物 —— 原子小金剛。

　　仗著我前幾次化療都沒有嘔吐的光榮經驗，這一次我以為也會差不多。其實 MTX 毒性並不比其他藥物少些，從皮膚黏膜到消化道、腎臟的不良反應，以及骨髓抑制等，只是表現跟此前不同，所以這一次我吐了個七葷八

素。好在我已經貼了 12 公斤的肥肉，吐個幾天根本不足以撼動我超常的體重。大劑量 MTX 必須嚴格監測血藥濃度和肝腎功能，化療過程需充分水化、鹼化尿液，在正常的細胞遭到致命損害前，每隔 6 小時打一次解毒針，同時監測血藥濃度。於是我把手機調好鬧鐘，每 6 小時響一次，擔心護理師半夜忘記幫我打解毒針。事實上我多慮了，每次護理師都不等我鬧鐘響就帶著針劑過來了。每次半夜我睡眼惺忪地看著護理師一絲不苟地抽血、推針，我都會對這些白衣天使們油然而生敬佩之情。這些嬌滴滴的女孩子們，每天在病房裡隨隨便便就走滿了兩萬步，幾乎人人腿部都有靜脈曲張，日夜顛倒輪班還不容一絲疏漏。

血藥濃度提前降下來對於我來說是最好的消息了，這意味著我的身體解毒功能良好，手上能少挨幾針，還能提早回家陪兒子！遵照醫囑，在醫院我使勁用亞葉酸鈣（Calcium folinatc）漱口，瘋狂灌水，血藥濃度在醫生預計的時間之前就降下去了，也沒有發生口腔潰瘍，提前釋放！

人生大考

經過了漫長的 10 個療程的化療，一個月後我要進行 PET-CT 複查。種種數據顯示，這個檢查的輻射量相當於在福島核電站洩漏後的第二天站上一天所遭受的輻射量，但它是淋巴瘤最好的監測手段，同時也是評估治療效果、指導下一步治療、提供預後判斷的一個重要檢查，也是最讓我忐忑不安的檢查。儘管四療結束後的 PET-CT 檢查已經顯示出化療的強大療效，但同在血液科的病友也有治療後期病情反覆的案例，不得不怕啊！

檢查那天適逢大考，社群軟體滿滿瀰漫著考生和家長的種種焦慮。回想當年的大考，再看看眼前核醫部的大門，彷彿人生為我設定了重重關卡，一關更比一關難。眼下的這場生死大考，我能不能順利通過呢？只能暗自祈禱。核醫部大概是醫院裡最為神祕的地方，一重重自動門圍蔽，機關重重。注射顯影劑的醫生也是全副武裝躲在厚厚的玻璃幕後面，雙手伸進隔離操作臺完成注射，做完檢查的病人還有單獨的通道下樓。不管是病人還是醫生，都

要盡量避免暴露在核輻射之下。量體重，測血糖，喝下一罐碘液，注射完顯影劑，再平躺半小時，我終於進了那扇神祕之門。窄窄的活動檢查床將病人送進麵包圈形狀的掃描機器中來回斷層掃描，彷彿時光機。躺在上面的我真想穿越回沒生病的時候啊！哪怕今天得回到大考的考場上去重新來一次。

兩天後，天如人願，檢查結果是基本上看不見腫瘤了，只有病理性骨折還在，無奈脊椎已經有一截被壓扁了，此外就是一些散在性淋巴結，建議定期回診。臨床上稱為完全緩解！抗癌取得了階段性的勝利！

為什麼是階段性？治療結束前，大概看我的心態良好，治療效果也還不錯，主治醫生跟我詳談時就實話實說了 —— 此病復發率極高（超過 50%），再復發的話就是復發難治類型了，治療難度比第一次大很多。根據我所屬的淋巴瘤亞型和分期，結合免疫組化的各個指標，毫不隱晦地說，我的 5 年存活率只有 20% ～ 30%。

抗癌是場持久戰，目前和未來的日子，這都是我生活的主旋律了。每天都小心翼翼過日子，定時抽血，回診檢查，還要時刻提防著免疫力低下造成的其他問題。最重要

的是，防止復發！20% ～ 30% 的 5 年存活率依舊如魔咒一般縈繞我心，睏倦無力、腰部痠痛、下巴麻木還時刻提醒著我，我不再是從前的我，再也不能拖著行李箱滿世界跑，再也不能 30 多個小時不睡覺，甚至再也不敢背個重一點的背包。

溫暖前進

自生病以來，經歷了生死關頭，也經歷了跌宕起伏、柳暗花明。穿越黑暗，感受到的美好卻因病而倍增。有一些人，有一些事，總在最冰冷的時刻溫暖著我。

十分感謝家人不離不棄的照顧，尤其是阿能。他不但要承擔巨大的心理壓力，還要做好醫患溝通，幫我做出抉擇，同時還要照顧我和孩子，忙工作忙賺錢。生病前，阿能是個不愛操心的甩手掌櫃，家裡的柴米油鹽，孩子的衣物玩具，出門旅遊的機票住宿全是我一手安排。他極少跟醫院打交道，孩子、老人病了去什麼科就診也是一問三不

知，我總埋怨他不成熟。我的病來勢洶洶，突然間臥床不起，他推著病床帶我輾轉於病房和檢查室之間，還要學習解讀各項檢驗報告，兩三天就帶我去驗血，並將血液分析結果做成 Excel 表格，督促我用藥和飲食安排。在我最絕望的時候他並不放棄，將醫生說的嚴重後果隱瞞下來，盡力安撫我。一夜之間他迅速成長，也在一個月內掉了好幾公斤。他成為家裡當之無愧的棟樑，既是我治療的專案經理，又是照顧孩子的雙親，還要應付各種突發情況和醫療開銷。最窘迫的時候是我在醫院躺著，孩子在家腹瀉發燒，阿能兩頭疲於奔命、心力交瘁，這期間他所經歷的苦難或許並不比我少。

生病期間，朋友和同事們給我的關懷讓我感動不已。得知我生病後，主管和同事們透過各方關係打聽聯繫好醫生，蒐集各類治療方法和偏方，輪番探視，讓我感覺不是一個人在戰鬥。大學宿舍的姐妹們畢業後天各一方，此時也一齊趕來看望我，每天在群組裡發笑話逗我開心，連海外的同學回國出差期間也擠出兩小時奔到醫院來看望我。篤信佛教的朋友們為我請來開過光的手鍊，為我誦經迴向。有時候我甚至收到一些神祕的小禮物，不得已要在社

交平臺上詢問感謝到底是誰這麼好心。點點滴滴，如春風化雨，潤物無聲。

最讓我難以忘懷的，是與我一起戰鬥、將我從生死線上搶回來的醫護人員。不進醫院，不足以理解他們。五六十歲的教授從早上 8 點到病房開始查房，跟醫生們開完會後 9 點多再去門診，在病人環繞之中一直工作到下午 2 點還沒吃飯。醫護人員緊缺，護理師妹妹早上下班了，下午又來值班。做活檢之前，我與年輕醫生聊天，他說以後有孩子肯定不讓他當醫生了，太累了。做完我的手術已經是晚上 7 點，醫生累得癱坐在手術室外。根據調查，78% 的護理人員一週工時超過 40 小時 6 天，成為護理師疲憊的主因。在醫院這些驚心動魄的日子裡，醫護人員與我就像同一條戰壕裡的戰友，每一次治療，每一次危難，每一次勝利，都是生死之交。

最近，許多新藥和治療方式的好消息正陸續傳來，最引人關注的就是 CAR-T[免疫治療，通俗來說就是將病人的免疫 T 細胞在實驗室中經基因改造，用於辨識和殺死腫瘤細胞。PD-1 抑制劑包括炙手可熱的 K 藥（Keytruda，吉舒達）和 O 藥（Opdivo，保疾伏），Yescarta 也是此

類藥物]。除此之外，還有 BTK 抑製劑依魯替尼（Ibruti-nib，又稱億珂）以及第二代的阿卡替尼（Acalabrutinib）等。越是關注這方面消息，我越感覺未來光明，正如主治醫生在結束療程時鼓勵我說的話，生活會越來越美好！現在的我比任何時候都熱切地渴望醫學進步，幫我打破魔咒。

　　經歷過這麼多，我以為我不再害怕醫院。只是在某一天，我用新買的除菌洗手液洗手，那濃濃的香味讓我的心忽然揪成一團，對，這就是醫院用的消毒水的味道。心裡只希望以後的日子都與這氣味永遠告別，後會無期。

病中淺談

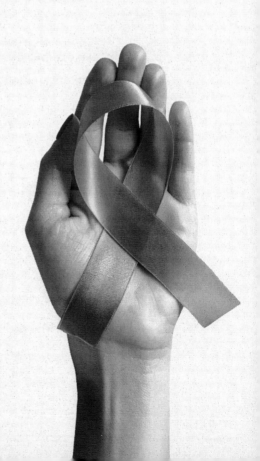

病人篇

　　當人生的小船遇到颶風來臨，作為病人，面對絕症，我總在想，我們能做什麼？在此分享一些淺見。

病理先行

　　為什麼把病理放在第一位？因為這是黃金指標！被稱作醫生的醫生！病理檢查結果直接告訴你，你得的是什麼病，有什麼特點，適合用哪種治療方案。

　　面對疾病，來不及多想，病人面臨的第一個問題就是：去哪裡治？於是開始各方打聽好醫院、好大夫。我要說的是：先別忙，找個病理科較有口碑的醫院，先診斷！就拿我自己的經歷來說，最初的影像學判斷考慮為子宮頸癌（腺癌），把我的影像拿到其他專家那裡，他們也判斷為宮頸癌，可是病理免疫組化最後確診為淋巴瘤，兩者相去甚遠。如果沒有後來準確無誤的病理診斷，遇上再好的醫生，治療恐怕都是南轅北轍。

　　由於大多數病人對病理科的了解並不多，病理科的醫

生往往進行著很枯燥辛苦的工作卻不為人所知。我在腫瘤醫院碰到過在別的醫院被誤診的病人，經過詳細的病理檢查才找到了病因，之前治療走了不少彎路。因此，如果懷疑患了癌症，先找病理科檢查確認，也要記得多找幾個專家看看。就拿淋巴瘤來說，大類分為何杰金氏淋巴瘤和非何杰金氏淋巴瘤，裡面還分幾十種亞型，每一種亞型又存在發病部位不同、蛋白表達不同、分期不同等，種種差異導致病人的治療方案選擇不一樣，預後也不一樣，不應一概而論。好比打仗，我們得先摸清了敵人是誰、多少人馬、用的什麼武器、排兵布陣如何等，正確的病理檢查就是發達的情報部門，直接決定了你的作戰方案是打到了敵人還是自己人！

　　隨著基因技術的發展，病理科的發展也日新月異，血液系統腫瘤的次世代定序在診斷中地位逐漸提高。有條件的話，在確診的過程中，千萬別為了省錢而不做。次世代定序也叫做高通量定序，可以一次性高效地發現各種潛在的標靶基因，對於初治和復發難治的病人都尤為重要。通俗地說，這決定了哪種標靶藥治療效果更好，用起藥來事半功倍，少走彎路又省錢！

選擇專業醫院，信賴而不依賴醫生

得了大病，求生的欲望讓每個人都想盡辦法擠進好醫院找名醫，因為名醫意味著更高超的手術能力、更佳的治療方案、更豐富的臨床經驗。就拿腫瘤來說，好的醫院不但有專業的科室，也有專業的檢驗裝置，導管門診、放療等科室實力也非常雄厚。因此，求醫的時候別忽視了這些配套科室的專業性。此外，有的病人還合併有其他病症，比如高血壓、糖尿病、腎臟病等，**多專業聯合診治就顯得非常重要，多科別的實力強就意味著更高的治癒率。**

一旦選擇了醫院和醫生，請你相信，你們就結成攻守同盟了。每一個醫生都希望治好病人，這裡不但有職業操守，更有成就感、榮譽感，所以作為病人理應積極配合。我的主治醫生說過：**聽話的病人往往療效更好！**於是我整個治療期間都很乖。醫生讓我弓背抱腿做腰穿，我就蜷成一團任他做，時長最高達 1 小時；醫生讓我至少平躺 2 小時，我就紋絲不動 3 小時；醫生讓我多喝水，我就抱著水壺使勁灌；醫生讓我多漱口，我就一天漱口五六次。打MTX 時我能夠提前出院就是最好的例證。我的聽話不僅

贏得了醫生的表揚，更讓我獲得了實際的益處。

在醫院裡我也看到一些病人不肯遵照醫囑，總是懷疑醫生沒有用心，出現一些意想不到的情況就懷疑醫生能力不行或者方案不對。在此，我只想說，用人不疑，疑人不用，打仗最忌諱自家人拆臺，如果真的有疑問，請開誠布公地與主治醫生真誠交流。

說完信賴，再來說說**不要依賴**。在我看來，大型公立醫院的專家教授們，每個人都是三頭六臂不夠用，千手千眼不嫌多。因此，自己的用藥自己要用心！自己的情況要自己時刻監測！不要期望你出院 3 週後，主治醫生能記住上次為你開了幾支短效升白針，然後神機妙算知道你用掉了多少、還剩多少。自己計算著，沒藥了就直接找醫生開。

此外，認真閱讀藥品說明書，了解藥物副作用，藉助網路，不要浪費醫生的時間要他回答簡單的問題。舉個例子，我老爸曾經在我住院期間，醫生過來查房的時候問：「醫生，我的手上次在這刮了一下，到現在還疼，怎麼辦？是不是感染了腫瘤菌？」我的親爹啊，這是血液腫瘤科，不是外科！腫瘤菌？醫生人很好，安慰說可能是腱

鞘炎，建議他去外科看一下。醫生遇到這種不著邊際的問題，可想而知有多鬱悶，為了讓醫生有更好的心情、更高的效率，病人和家屬都別再給醫生添麻煩了。醫生溝通病情的時候，一般會告知嚴重的藥物副作用、預期治療結果和各種可能性，比如心臟毒性、腎臟毒性、骨髓抑制等，至於一般的藥物不良反應，如手麻、噁心、脫髮等，說明書上都有介紹，自己要有一些基本醫學常識。但是如果出現較為嚴重的問題，一定要及時告知醫生，以便採取相應的藥物治療。什麼是嚴重？我的標準就是影響了吃喝拉撒睡，或者血常規指標極差、體溫不正常。

有條件的病人，一定要多多學習。最好的醫生是自己，這句話放在哪裡都沒錯。一方面，學會看病理報告，理解醫生的方案，對自己執行醫生的醫囑大有裨益。比如當我了解了 PET-CT 的輻射量，又知道了 PET-CT 對於血液腫瘤監測的強大作用時，便不會糾結於一年做了 3 次對身體好不好的問題。因為治療前，PET-CT 主要用於了解病情，治療中 PET-CT 主要用於評估前期方案的效果以便及時調整方案，治療後 PET-CT 則是提示預後以及後續鞏固治療。每次作用都不同，因此我從不懷疑醫院會為了賺

點檢查費而大肆開檢查單。另一方面，學習相關知識對於病人了解自己的疾病、選擇方案都是奠定基礎的功夫。比如當我的 R-CHOP 方案結束後面臨方案選擇時，綜合我自身的病情和身體條件，主治醫生提出了大劑量 MTX 聯合莫須瘤方案，這些知識讓我有了更足的底氣去支持主治醫生的想法，並且積極配合，從內心我更認同我自己的選擇，並願意為此負責。

做好醫患溝通

當你從內心認為醫生是真誠地幫助你，這就是一個好的溝通開端。在此我囉嗦幾句：

1. **尊重理解**你的醫生和護理師。尊重，並不只是語言上的客氣，而是學會從醫生的角度出發。想像一下他們每天面對幾十個病人，每個人都患有重病，很多人情緒不佳，又有很多訴求，如何平衡？因此不管你是成功的政客商人，還是叱吒江湖的人士，疾病面前人人平等，保持謙遜溫和的態度，真誠尊重你的醫生護理師，你得到的將是最大限度的呵護。不要因為護理師一針沒扎中血管而發脾

氣，不要因為醫生沒時間聽你說完囉嗦的話就覺得傷心，他們或許真的有更危急的病人要處理。換位思考，將心比心，在哪裡都行得通。

2.如實地溝通。為何用如實二字？因為這裡牽涉到幾方面。第一，病史及遺傳史。這裡包括你之前得過什麼病，用過什麼藥，對什麼藥物過敏，家裡有什麼直系親屬得過類似的病，有無接觸過輻射、化學汙染品等，甚至生育流產都會被問及，容不得半點隱瞞。醫生了解病人身體狀況越全面，越有利於治療方案的制定。第二，經濟情況。癌症治療其實相當「客製化」，各種標靶藥價格不一，經濟情況直接決定了能用什麼樣的藥，要如實向醫生說明家裡財務狀況是否能支持你用某些藥物。一般來說，醫生也會根據病人的經濟情況，選擇性價比最高的藥物。第三，治療期間的身體狀況。身體狀況包括好轉、惡化、不良反應等。無論化療還是放療，都會出現強烈的不良反應，容易出現很多意想不到的狀況，比如體溫升高、血液指標變化等，如實向主治醫生彙報身體狀況有利於後續治療方案的調整。

3‧有的放矢，明白溝通。在跟醫生彙報病情的過程中，務必簡明扼要，條理清晰。首先，將要問的問題抽成

幾個要點，用一、二、三、四標明，便於醫生依次作答；其次，幾個 W 都要有，即什麼時間，服用了什麼藥物，產生了什麼反應，持續多長時間，期間有沒有什麼異常的環境或者動作，做了什麼處理等等。盡量使用專業詞彙，務求表達清晰；第三，盡量一次性問完所有問題，讓醫生能夠全面準確地回答，也節省了他們寶貴的時間，提高效率。

最後，無人不用 Line 的今天，**不要發語音！**就算你是播報員，字正腔圓表達清晰，醫生也不是速記員，尤其是在嘈雜的環境中一條條聽語音很費力，遇到說話口齒不清的病人那就更糟糕了。就用語音輸入法吧，大部分都能很好地轉換成文字（甚至英文、日文也可以）。問題整理好了再發，效率高，又方便。

不要害怕疼痛管理

晚期癌症的疼痛是無法用語言描述的災難，逃不掉也躲不開，尤其是到了夜晚，副交感神經興奮，腎上腺素下降，人體免疫力偏弱時，疼痛更是排山倒海地襲來，讓人

痛不欲生。我在疼痛初期，也採取忍耐的態度，因為害怕
止痛藥的副作用會影響身體和神經，也害怕用藥成癮。但
是疼痛直接影響了我的睡眠和飲食，無法得到正常的休息
和營養補充會讓人體免疫力急速下降，腫瘤更快地吞噬身
體。人類對於疼痛的忍耐是有極限的，即便關羽當年能不
打麻醉藥做手術，那也只是短時間內。要知道癌症的疼痛
是分分秒秒，沒有盡頭，因此靠忍是忍不過去的。

　　此時疼痛管理極為重要，直接影響病人的生活品質和
康復狀況。所以疼痛要直接告訴醫生，有經驗的醫生會判
斷疼痛的等級，根據《NCCN成人癌症疼痛指引》（*NCCN
Clinical Practice Guidelines in Oncology: Adult Cancer Pain*）
使用相應的藥物。這些藥物一般分為弱鴉片類藥物，包括
可待因（Codeine）、曲馬多、氨酚待因（Paracetamol Co-
deine）、二氫可待因（Dihydrocodeine）等；強鴉片類藥
物，包括鹽酸嗎啡（Morphine）、吩坦尼透皮貼劑、美沙
冬（Methadone）、硫酸嗎啡錠（Morphine sulfate）等。
在醫生指導下，該用什麼藥就用什麼藥！不痛了才有胃口
吃飯，有好的睡眠，才能更好地跟疾病搏鬥！在醫生指導
下用藥，放一百個心，不會上癮！

其他

　　注意營養，注意休息，注意衛生之類的老話就不說了，說點平時容易忽略的：

　　多曬太陽。別怕光頭被人笑，別人不能換髮型，我們今天戴短髮，明天戴長髮，髮型隨心變！曬太陽主要是為了補鈣。**部分化療藥物配合糖皮質素，可能會造成鈣質流失。**曬太陽能夠幫助人體獲得維生素 D，這也是人體維生素 D 的主要來源。陽光中的紫外線能促進皮膚中的 7- 脫氫膽固醇生成前維生素 D_3，再依靠皮膚溫度轉為維生素 D_3，由淋巴等轉運吸收入血液，再經肝和腎中羥化酶的作用生成活性維生素 D。另外，曬太陽過程中，陽光中的紅外線可透過皮膚到皮下組織，造成加溫的作用，使血管擴張，促進血液循環和全身的新陳代謝。這同樣對鈣質的吸收非常有利。

　　單吃鈣片有用嗎？沒用！單純的鈣，它在沒有載體的作用下是不能被人體吸收的，這個載體相當於小推車，這個鈣相當於原料，如果沒有這個小推車的話，鈣就是鈣，它不能夠運輸到體內被我們所吸收。維生素 D_3 就是小推

車。別以為吃鈣片就行了，**不曬太陽，鈣片吃了也沒用！**

　　防止出血。血液病病人很容易出現血小板低下，止不住血就麻煩大了，輸血不及時就要命了。一般病人不會磕磕碰碰，這裡提醒幾點：一是刷牙特別小心，尤其是平時有牙結石的病人，血小板低下的時候容易造成出血；二是注意皮膚保溼，藥物容易導致皮膚特別乾燥，尤其在秋冬季，皮膚乾裂到一定程度也可能導致出血，鼻子、嘴唇、腳跟等部位是重點防護區域。

住院物資清單

　　多年職場養成的習慣就是出門之前列清單，在此分享一下我的清單：

1. 儲存整理好的病歷資料、病理報告、手術紀錄、診療經過紀錄。

2. 影像資料，包括 PET-CT、CT、核磁共振、X 光片等（如檢查和就診在同一間醫院，一般醫院都有電子檔案，醫生可查，不是同一間醫院就一定要帶齊資料）。

3. 個人生活用品，包括毛巾、拖鞋、盥洗用具、衛生用品，講究的還需要一次性馬桶座墊、消毒溼紙巾、漱口水。

4. PICC 管袖套（如有置管需要在洗澡時使用）。

5. 輸液警報器。這個神器可以極大地減輕家屬負擔，不用時刻盯著點滴袋還有沒有藥水，蝦皮上購買很便宜。

6. 眼罩、耳塞（雙人或多人病房多少會互相影響，有這兩樣東西可以睡得更好）。

7. 帶耳機的娛樂 3C 產品及其充電器、行動電源。打針的時候多數只能躺著，手也不方便活動，有時候還要五花大綁監測心跳、血壓等，所以聽音樂、聽故事比較適合放鬆心情。

8. 單獨的碗筷、保溫飯盒、水果刀等，用後嚴格消毒，防止感染。

9. 口罩。免疫力低下的病人需要時刻保護自己。

10. 帶吸管的水杯。這個是我臥床兩個月的必需品。普通水杯很容易讓水灑到身上或者嗆水。這個水杯最好還

具有保溫功能以及容量顯示，因為醫生往往要求統計液體的攝取及排出量。喝完一杯再來一杯，數數裝了幾杯就輕鬆統計出來了。

11. 柔軟舒適的薄帽子或者頭巾。頭髮沒了，作為人體散熱功能最強的 CPU（中央處理器），頭部保暖很重要。質地輕柔，注意不要太厚，睡覺會壓得頭部不舒服。

12. 筆和小記事本。用於記錄液體攝取量及排尿量、醫生叮囑的注意事項等。雖然出院時，醫生會寫醫囑，但平時醫生口頭說的可能更為詳細，好記性不如爛筆頭。

心理建設篇

患病之後，我收穫了生平最密集的表揚，其中聽得最多的話就是「你好堅強啊！」但是這裡我想說，我並不是你們想像中的那樣。面對絕症，是個極其艱難的過程。病

人內心受到的打擊絕不亞於身體，並且會隨著病情的反覆而變化。需要強調的是，病人的心理建設重要性絕不亞於身體調理。由於心理是個複雜的問題，一千個病人有一千種心態，在此我只能分享個人的心路歷程。

否認。最初得知罹癌我是不太相信的。我如此年輕，沒得過重病，家裡爺爺、奶奶、外公、外婆都是八九十歲的高壽，父母 60 多歲了也身體健康，家裡沒裝修，工作環境沒有輻射及化學品，我年年體檢，腫瘤標記物沒有任何跡象，前 30 年進病房都是去看望別人，怎麼可能是癌症？不是說癌症是老年性疾病嗎？不是 50 歲以後才是高危險人群嗎？最初那幾天我一直懷疑醫生弄錯了。

恐懼和擔憂。直到家人向我轉述了醫生的診斷之後，我開始有命不久矣的恐懼。這種籠罩在心中每個角落的恐懼讓人無法安睡，腦子空白但又停不下來。我以為我會痛哭流涕，但沒有，連眼淚都擠不出來。旁人都覺得我堅強，可這根本不是堅強，是災難猛然來臨的驚愕讓人沒了情緒。隨之而來的是擔憂，擔憂家人，尤其是孩子，這大概是我在人世間最放不下的牽掛。拚命地想為孩子做點什麼，但只能躺在床上。這種什麼事情都做不了的狀況讓人

更為焦慮，腦子在不停地轉，身體卻一動不動。最糟糕的時候，我幾乎覺得自己是個廢人了。

憂鬱。在得知罹患癌症的最初半個月，我很明確地知道自己已經處於憂鬱狀態了，但拯救不了自己。感覺就像陷入一塊沼澤地，越掙扎越下沉，一切美好的事物對我來說都失去了吸引力。以往最喜歡的食物不想吃，床頭的花也失去了顏色，連朋友們那些安慰的話聽起來都很空洞。那些「早日康復」聽起來都像是對一個垂死之人莫大的悲憫，無法給我半點希望。我對外界的聲音、顏色、氣味都沒了興趣，不想吃，不想喝，不能動，每天痛得死去活來，世界只剩下灰色。我的眼睛、耳朵，甚至心靈，都開始關閉了，聽不進去任何勸慰，感受不到任何美好，「心如死灰」這個詞形容當時的我再恰當不過了。伴隨而來的還有失眠，整夜整夜地醒著，只有打了麻醉藥之後才能睡一會兒。

心理麻痺。隨著病痛全面接管了我的生活，切斷了我對生活的基本期待，我感覺到了生活秩序的崩塌。以前讀書時，老師在課堂上曾經問過一個問題：人是為了什麼活著？有人說感情，有人說成就，有人說理想，最後老師給

了他自己的答案 —— 希望。人如果活著連希望都沒有，跟死亡也區別不大了。在等待病理檢查結果的那兩週，我看不到一絲希望，意識似乎也慢慢離開大腦，在某些瞬間我甚至搞不清楚自己是活著還是死了，進入一種混沌的狀態。我不想說話，因為無話可說。

每個病人在患病之初，都經歷了一場強烈的心理地震，面對災難，表現出各式各樣的心理問題。在病房裡的時間久了，看了不少，這裡舉些例子。

同病房有位老太太，話特別多，總是不停地問問題 —— 我這個病還能活多久？治癒的希望大不大？那個藥吃了會不會很傷肝？是不是不能吃牛肉？我頭痛怎麼辦啊？止痛藥會不會傷害神經？我沒力氣，又睡不著，怎麼辦啊？做了骨穿，為什麼還要做腰穿啊？要躺兩小時啊，我躺不了那麼久怎麼辦啊？……簡直就是「十萬個怎麼辦」老太太！我明白她是典型的焦慮，只能用說話來宣洩和緩解。

隔壁病房有個高中生，表現極其叛逆。醫生給他的藥被他扔了，他母親哭過、求過、哄過、威脅過，都沒用。這孩子只要進醫院，就開始各種鬧，不聽話，氣得他母親

跑到我們病房來訴苦，不想理他。

更多的是一句話都不說的沉默者，也許因為病痛讓人睏倦乏力，也許因為心情沉重根本不想說話。我也不知道沉默者當中，有多少如我當初一樣陷入了憂鬱當中。

這裡，我想說的是，無論病人有什麼樣的反應，**都是正常的**！我們所需要的，是**接納**。一方面，病人需要接納自己患病的事實；另一方面，病人的情緒、反應，需要家屬和醫務人員的接納。嚴重的時侯，比如出現狂躁、重度憂鬱甚至自殺傾向，則需要**專業人士協助**。

這裡分享一些我自己的經驗。

接受事實。憂鬱伴隨著對現實的接受。逐漸地，我不再懷疑癌症這個事實，求生的本能此時強烈地站了起來。我開始尋找各種良方，哪怕只有萬分之一的希望，哪怕真的殘疾了，也比死了強！加之此時確診為淋巴癌，從資料上看治癒率和總存活率高於腺癌。黑暗中露出一線曙光，我要絕地反擊！

尋找正能量，建立信心。家人和朋友給了我極大的支持和安慰。阿能避重就輕地隱瞞了醫生說的預後不良因素，

用最好的治療結果資料來安慰我；好朋友經常尋找關於癌症治癒的報導發送給我；病房裡遇見治療效果不錯的病友們……將我的灰暗一點點照亮。治療開始後，我內心已覺得輕鬆許多，覺得只要活著，就有希望，科學的進步一定會讓我好起來。

忌胡思亂想，宜沒心沒肺。病了有大把的時間和理由胡思亂想，阻止思緒比阻止行動要難得多。身體已經是這樣了，想太多也於事無補。那真的很難過，怎麼辦呢？大禹治水有一招 —— 堵不如疏，這一招對付負面情緒也挺有效。難過，就哭吧！想找人傾訴，就找吧！負面情緒，只有流動起來才有可能被解決掉。

積極心理暗示，在痛苦中擠出每天一樂。這一點，算是我自己總結的心法吧，降低期望值，提高快樂值，在平常的治療中尋找一些小小的幸福，能夠極大地減輕治療的痛苦。比如：

每天能睜開眼睛，便代表我還活著，又賺了一天，此一樂！

看看手腕帶上的編號335799，生生不息久久，此一樂！

發現醫生長得很帥，此一樂！

發現護理師妹妹眼睛好大好美，此一樂！

今天抽血一針就扎中血管（我的血管細，預期是 3 針或以上），此一樂！

背著家人偷偷吃個麥當勞，此一樂！

幫我做腰穿的又是手法嫻熟的王醫生，此一樂！

這次住院又遇上了上次的病友，此一樂！

頭髮掉光了，省了髮油，打架不怕被揪。再弄個尼姑扮相，此一樂！

打完化療藥居然沒吐，此一樂！

住進無菌室，好一個水晶宮！還能垂簾聽政，此一樂！

在化療室，遇上一對非常恩愛的老人家，老爺爺幾個小時同一姿勢幫老奶奶按摩，此一樂！

看志工跟兒童腫瘤科的孩子們玩遊戲，此一樂！

血常規檢查出來少了一個箭頭（異常），此一樂！

無名指被扎出一層老繭，從小到大沒長過這玩意，此一樂！

看著吃得越來越圓的腰身，隨身自帶游泳圈，此一樂！

　　打了一堆毒性極強的化療藥，想著以後百毒不侵，此一樂！

　　總之，哪怕生活如此艱辛，必須給點陽光就燦爛。

　　團結取暖。罹患癌症，讓我覺得自己很倒楣，為什麼會是我？其實，這個世界上與我類似的人數以萬計，甚至比我更嚴重的病人也多的是。病房裡的病友，網路上的病友群組，都在我無助的時候給予我信心和幫助，借用別人的口號來說就是「只有病友最懂你」。當我還是新病友的時候，老病友們不吝賜教，不斷鼓勵和安慰。而我如今成為老病友，一有空就會去群組裡看看，解答一些新病友的疑問，延續病友間互助的優良傳統。

　　認命。這一點特別難，但是想通了就能放下心裡許多執念，能從自憐自艾中抽離出來，冷靜地接受命運之神的餽贈。癌症的發生是說不清道不明的基因突變，尤其是我這種年輕的病人。醫院裡充斥著各種年齡、身分不同的病人，看得多了，也就心境平和些，相信冥冥之中或許有主宰。讀史鐵生的作品，對一段話深有感觸：「危臥病榻，

難有無神論者。如今想來，有神無神並不值得爭論，但在命運的混沌之點，人自然會忽略科學，向虛冥之中寄託一份虔敬的祈盼。」我會時不時地去寺院走走，抄抄地藏經，向神祇祈禱。

做最壞的打算，盡最大的努力。癌症最壞的結果就是死亡，把死亡看穿也就是做了最壞的打算。我曾經想過，如果我只有幾天時間了，我最想做的事情就是回家，跟愛人和孩子待在一起，僅此而已。而在此之前的每一秒，我都必須拚盡全力。如果依然逃不過死神的魔爪，那也是命運使然無怨無悔了。有了這個底線，也就不怕任何更糟糕的訊息，那麼剩下的就全都是好消息了。

娛樂自己。多做讓自己產生「心流」的事情。心流的概念，最初源自米哈里·契克森米哈伊（Mihaly Csikszentmihalyi）於 1960 年代觀察藝術家、棋手、攀岩者及作曲家等人，他觀察到當這些人在從事他們的工作的時候幾乎是全神貫注地投入工作，經常忘記時間以及對周圍環境的感知，這些人參與他們的個別活動都是出於共同的樂趣，這些樂趣是來自活動的過程，而且外在的報酬是極小或不存在的，這種由全神貫注所產生的心流體驗，他認為

是一種最佳的體驗。

回想童年，我們為什麼會覺得比較快樂？因為我們不懂事、不操心，哪怕只是專心地玩泥巴，就輕易能進入一種忘我的狀態。這種狀態在大多數成年人身上找不到了。成年人的世界複雜得多，懷揣著心事，肩負著責任和義務，哪有那麼多閒心和閒工夫。一路長大，一路背負各種包袱，走著走著，丟了自己。

時下很流行「不忘初心」，什麼是初心？除了最初的理想，我想還有一個層面，就是心理的狀態能夠回到童年，快樂無憂地做一件事情，專注當下，那種質樸而無擾的境界能給予人最大程度的放鬆和愉快。

於我來說，寫東西可以達到這種「心流」。一個人沉浸在自己的世界中，此間樂不思蜀。每個人都有自己的喜好，有的人聽音樂，有的人寫書法，有的人看書，無論如何，當下能夠讓自己沉浸其中，便能達到「心流」。

記得當年看電影《活著》，葛優所飾演的男主角徐福貴有一段極其精彩的秦腔表演，將小人物的「心流」表達得淋漓盡致。徐福貴經歷各種動盪和親人的離去，苦不堪言的悲劇一生，但唱秦腔的時候，生命的光彩卻無比炫

目，唱到高音處雙目緊閉，陶然於物外，成為這個悲劇中的一抹亮色。人一旦進入一種忘我的境界，快樂便由內而外地發散和渲染出來。

　　罹患重疾無疑是人生至苦，不妨苦中作樂，一澆胸中塊壘。至少許多研究顯示，和諧的心率模式能促進大腦皮質功能，進而讓人處於更好的狀態。

醫療祕籍之斬妖除魔篇

　　生病後我經常收到一些夾帶治療祕籍和偏方的祝福，林林總總，讓我感到如鯁在喉，不吐不快。這些祕方大多是保健類的，其中不乏謠言誤傳。我發現謠言像一個深不見底的江湖，各種流派都號稱能夠治癒癌症，各闢蹊徑，花招不一。花了點時間來整理彙總這兩年我收到的各種「祕籍」，看看這些祕籍都是出自哪些門派，讓我們擦亮雙眼，共同在反謠言的戰鬥中一起前行吧。

　　以毒攻毒派。這個派系出名門，有萬事萬物相生相剋

的樸素唯物主義哲學體系支撐，經武俠小說及電視傳播，擁有廣泛的群眾基礎，真乃治療祕籍中的顯學。從金庸筆下的歐陽鋒到五毒教，《琅琊榜之風起長林》中的霜骨之毒用玄尪蛇膽化解，再加上三氧化二砷（砒霜）治療急性早幼粒細胞白血病已經獲得顯著療效的報導，以毒攻毒根植於人心，簡直是完美解決癌症的不二法門。於是，全蠍、斑蝥、蟾蜍、蛇莓、砒霜、喜樹、鴉膽子等毒物榮登抗癌榜，家人也買過蜈蚣蠍子等準備燉湯給我喝，被我拒絕了。只因為在我看來，吃這些實在太不安全。

有人會說，就連醫院常用的抗癌手段——化療，也是有副作用的「毒藥」，你憑什麼說以毒攻毒不可靠？我用過的化療藥，的確有很強的毒性，比如阿黴素的心臟毒性、長春新鹼的神經毒性、胺甲蝶呤的腎臟毒性等。為什麼我不拒絕？因為任何一種藥物獲准上市，要經過重重安全評估，其使用方法和精準劑量都有規定。根據治療指南，在醫生指導下，化療藥物的運用能夠最大限度發揮藥物的作用，也同時最大限度保證病人的安全。比如每次上化療用標靶藥莫須瘤之前我都要量體重，根據皮膚表面積來測算用量，這樣精確到每個人的藥量測算保證了血藥濃

度能達到殺死癌細胞的程度，同時也保證了用藥的安全
性。所以，以毒攻毒沒錯，但這需要技術，不是憑經驗就
能駕馭的，誰也說不清楚吃蠍子、蜈蚣會帶來多少肝腎毒
性，更說不清楚吃這些東西的安全邊界在哪裡，治癒率又
能達到多少。照單全吃，吃出問題來又能找誰？

　　一招克敵派。此派擁有獨門祕籍，分舵眾多，各有所
長亦各有信眾，以此獨步「謠林」。我這裡收到的有：

　　●生酮飲食分舵。此分舵主張吃高脂肪高蛋白，避免
碳水化合物，理由是腫瘤嗜糖，一定要切斷糖的來源，讓
其餓死。這本來是健美人士用於減肥的狠招，後來被用
於治療癲癇，後經一個叫弗雷德·哈特菲爾德（Fred Hat-
field）的美國人製作影片廣為傳播，說他 70 多歲罹患癌
症後就靠此方法重獲健康。對此，賓夕法尼亞大學醫學院
研究副教授張洪濤（網路名「一節生薑」）寫了一篇文章
〈生酮飲食「餓死」癌細胞，還不用打針吃藥，70 多歲的
美國舉重運動員 Fred 因此成了網紅，然而……〉。有興趣
的朋友們可以自己搜尋來看看，這裡就不作贅述了。

　　●喝熱水分舵。該分舵秉持體溫低下造成癌症高發，
癌細胞怕熱的信念，堅信只要天天喝熱水，身體溫度高

了，就可以抵抗癌症。

去過歐洲的朋友們大概都知道，一般酒店裡除了咖啡，其他的飲料都是涼的，很多地方連一個熱水壺都沒有，因為當地的自來水達到了飲用水標準。按照這個理論，他們真的是「不要命」啊！呵呵，這麼奇葩的理論我懶得查證了，因為我知道 65℃以上的熱水是誘導食道癌發生的一個重要因素。

●打羽毛球分舵。有段時間，德國體育醫學博士艾倫斯特很紅，據說他研究發現，所有運動選手中，很少有羽毛球選手罹患癌症的病例。雖然他的「研究」中沒有指明經過多長時間，追蹤了多少個羽毛球運動員，他們平均每天打羽毛球的運動量是多大，是男是女、年齡分組情況如何，研究結果發表在哪一期的什麼刊物上，但依然不影響他在內容農場的網紅地位。因為他說經檢驗，羽毛球運動員的衣服上有各種重金屬排出，出汗排毒啊！這就是理論基礎！

我查了一下，這個所謂的艾倫斯特博士（Dr. Ernst）是個德國人，體育生理學家和田徑教練，長跑活動的推廣者，然而，他從來沒有提出過出汗排重金屬，也沒有提過

打羽毛球不得癌症，更沒有發表過相關的研究論文。

●酒神分舵。這個分舵的起源很有意思。2016 年的諾貝爾生理學或醫學獎頒給了日本科學家大隅良典。他的主要貢獻是在酵母中找到了控制細胞自噬的關鍵基因，這對於糖尿病、癌症、帕金森氏症等治療都有重大意義。而釀酒工藝中要使用酵母，從這一角度出發，網友便誤以為喝酒能抗癌。一時間，酒神們額手相慶，奔走相告。

發酵食品那麼多，為何不是饅頭抗癌？包子抗癌？麵包抗癌？黑糖糕抗癌？單單是酒？千百年來，這種特殊的飲料不單令人沉醉，令人興奮，令人上癮，還承載了不可言喻的社交功能，一個擁有億萬支持者的神物，還擁有保健療效，多麼完美！

可是，**酒精真的致癌！** 2017 年 10 月 30 日，世界衛生組織國際癌症研究機構致癌物清單中，在一類致癌物（確定致癌）的第一項，就是與酒精飲料攝取有關的乙醛！沒有安全劑量，確定致癌！

奇花異草派。 生過重病的人一定聽過這幾味神奇的藥：白花蛇舌草、半枝蓮、蒲公英、小麥草。這幾味飄蕩在網路上的「祕方」總是每隔一段時間就會被推送出來

一次。連我這個不懂中醫的人都知道望聞問切是診斷的基礎，這不用醫生看病人，直接開方子治百病的神藥，不是謠言又是什麼？不知道這個謠言是從何而來，又為何經久不衰。可憐了正經的中醫，天天跟這些謠言混淆在一起，被辱沒了門楣。

網路上倒是有不少心得分享，說自己或是家人吃了白花蛇舌草和半枝蓮之後的嚴重後果，有興趣的可以去看看。

關於小麥草，我在網路上查了一下，是美國的安·威格莫爾（Ann Wigmore）的女士創立的 —— 她相信是小麥草緩解了她的癌症，她為此寫了幾本書。此外，貓、狗在某些情況下也會去吃一些青草，「吃草治病」也就有了大自然的啟示。1980 年她的理論被揭穿，所有關於抗癌的事例，皆為捏造，子虛烏有。她於 1994 年去世，而她的一批信徒為了利益，發展出了一條小麥草汁的產業鏈。

至於蒲公英，又是一個把希望當成事實的說法，的確有學者在研究蒲公英根提取物抗癌。但是目前只是在實驗室觀察到，在 48 小時的時間裡，溶於水的蒲公英根提取物在試管內對結腸癌細胞發動攻擊，選擇性地誘導計畫性

細胞死亡率高達 95%。這些實驗都是在試管或動物身上取得了一定成果，並有可能在人體試驗中獲得成功。

客觀來說，結果值得期待，不過目前自己挖蒲公英泡水喝，還是慎重點好。畢竟科學家的研究課題有千千萬萬，能從動物實驗走向三期臨床試驗，又成為治療指南中的一部分，成功者猜想不到萬分之一。

逍遙成仙派。這個流派也是源遠流長，衣缽承自道家「辟穀」。《淮南子·人間訓》中有一段記載：春秋時魯國人單豹避世塵居深山，「不衣絲麻，不食五穀，行年七十，猶有童子之顏色」。這是史籍所載最早的辟穀實踐。《淮南子》作為一本黃老之學的著作，養生主張「靜漠恬淡」。但是，不能把這本書當成一部史書來看，更不能當成一本醫書，取其相關內容只是在於療心。

辟穀流傳到現在，理論基礎變成「餓死癌細胞」。就是不吃或者少吃，就能餓死這些腫瘤細胞。你當癌細胞是傻瓜嗎？血糖下降時，它不會吃蛋白質和脂肪嗎？腫瘤病人晚期的惡病質，體重迅速下降，一個重要原因就是癌細胞搶奪正常細胞的營養，消耗了身體的能量。對於吃素抗癌的理論，反對理由與反對「辟穀抗癌」一樣。

十全大補派。這個派別高貴無比，身價不凡。主要分為傳統補品分舵和舶來諸素分舵。

　　●傳統補品分舵。提個問題：近幾十年來，有什麼東西身價比房價還漲得快？答案：冬蟲夏草。冬蟲夏草根據其自身大小不同，分為五大等級，即：王中王、蟲草王、一級、二級、三級蟲草。其中「王中王」的每台斤含數量900 條（或以下）條冬蟲夏草，是極品中的極品，數量稀少導致價格相當高昂。

　　究其原因，就是冬蟲夏草傳說中的抗癌功效。早在1950 年代，德國科學家就觀察到被蛹蟲草寄生的昆蟲組織不易腐爛，隨後從中分離到一種腺苷類活性物質，命名為蟲草素。在後續實驗中，它被發現具有抗菌、抗蟲及抗癌等生物活性。而從細菌中被發現的噴司他丁（Pentostatin）則具有抗癌活性。1991 年，美國食品藥物管理局批准噴司他丁成為抗白血病的藥物上市。

　　但是，2017 年 10 月 19 日，全球知名學術期刊《細胞‧生物化學》（*Journal of Cell Biology*）線上發表了中科院上海植物生理生態研究所研究員王成樹團隊最新的科學研究成果 —— 冬蟲夏草中不含具有抗癌功效的「噴司

他丁」，以及由此生物合成產生的蟲草素。研究還指出，蟲草素含量過高時會在真菌中引起細胞毒性。這意味著，日常不宜攝取過量的蟲草素。

不但如此，之後開展對冬蟲夏草、冬蟲夏草粉及純粉片產品的監測檢驗。檢驗的冬蟲夏草、冬蟲夏草粉及純粉片產品中，砷含量為（4.4～9.9）mg/kg，超標近 10 倍！

其他的補品比如白娘子千辛萬苦盜取來的靈芝仙草、千年貢品阿膠、燕窩等，都被賦予了提高免疫力、抗擊癌症的美好願景，雖身價不及冬蟲夏草漲得凶猛，但也是緊隨其後、扶搖直上。還請諸君問過醫生，衡量一下荷包再慢用吧。

●舶來諸素分舵。這個分舵的主要精髓在於抗氧化，也就是抗自由基。人體因為與外界的持續接觸，包括呼吸（氧化反應）、外界汙染、放射線照射等因素不斷在人體體內產生自由基，據說不單癌症，人體的衰老和各種疾病都與之相關。

抗氧化簡直是個無所不包的大概念。有了這個大概念，與之相關的一切抗氧化物質就都有了市場：花青素、蝦紅素、葡萄籽油、各類維生素補充劑、白藜蘆醇、大蒜

精、硒片、茶多酚⋯⋯五花八門、眼花撩亂。它們被精心包裝在一顆顆片劑膠囊之中，發揮著安慰劑的效果，並且享有同一個名字 —— 保健品。

人類在生存呼吸的過程中，不可避免地產生自由基，會損傷細胞。但是，在一個年輕健康的身體中，自由基不可或缺，是攻擊病菌的利器，人體中產生的抗氧化物質能使其達到平衡。妖魔化自由基的同時，各類抗氧化劑形成了巨大的市場，以不菲的價格賣概念、賣廣告，最終都由消費者買單。科學界的建議是：除非罹患微量元素導致的慢性病或者營養不良，其他時候都不需要額外補充。

如果真的堅持要吃，還是多吃些富含微量元素的蔬菜水果吧，起碼利於身體吸收。再者，即便真的缺乏微量元素，醫院裡的維生素片不僅純度高、安全，價格還便宜。

最近，還有文章指出，亂用抗氧化劑不但沒有好處，還有可能有害身體健康。

江湖名醫派。病友交流平臺是一個暖心的地方，大家同病相憐，互相支持，可是最令人憤怒的是，總有那麼些不擇手段之徒，為了謀財發虛假廣告。伎倆一般如下：某極少發言的網友突然間發文，說自己（或者親友）的病治

好了，是在某某名醫的指導下（這個醫院和名醫一般都是位於小地方，且都是私立醫院），用**祕方粉末**治好的！更神奇的是，這位神醫擅長治療好多種癌症！又或者他們以病友的身分打聽：大家有沒有聽說過某地有個名醫，治療癌症有奇效，聽說治好了很多晚期腫瘤病人。以此來引發大家的好奇心，大打廣告。更有甚者，群組裡還有一兩個人，在幫忙一搭一唱，彼此應和。

除此之外，醫院門口或是走廊裡，總會混進一些免費派發的「醫療雜誌」，其實都是各類江湖郎中騙錢的傳單廣告，將療效吹得天花亂墜。

我有幸遇到的醫生，多是嚴肅謙虛的科學工作者，他們深知目前醫學發展雖日新月異，尚且有力有不逮之處。記得一位知名教授出診，被一群病人和家屬圍繞，有家屬說：「教授啊，您是這方面的權威，能不能幫忙看看……」教授立即嚴肅反駁：「這裡沒有權威，我不是權威！看看可以，但別再說這種話了！」弄得家屬一臉尷尬。教授看病之餘，當下幫在場的所有人上了一課。名醫之所以能成為名醫，嚴謹認真，虛懷若谷，才能攀登高峰啊！

江湖名醫和殿堂名醫最大的區別在於兩個方面：做人

方面，一個使勁吹噓，一個低調務實；行醫方面，一個只用祕方，一個遵循科學。

真正的醫生，會告訴你用的什麼藥，風險在哪裡，好的預期療效是什麼，最壞的結果會是什麼。而那些用神祕粉末斂財的江湖術士，一邊吹噓神效，一邊又不告訴你給你吃的到底是什麼，謀財其次，耽誤病情才是最可怕的。

替代療法派。意思是常規治療以外的補充療法，也就是不走大路，走羊腸小道的獨闢蹊徑療法。其實這個派別是個雜家，可以囊括前面所有派別，因為它的主旨就是不用正規治療。替代醫學包括冥想療法、催眠療法、順勢療法、按摩療法、香味療法、維生素療法、自然療法等。

比如賈伯斯（Steven Jobs），曾經嘗試過的替代療法包括素食、針灸、草藥治療、果汁排毒等，甚至還請過靈媒。他的胰臟神經內分泌腫瘤（不是傳統意義上惡性度極高的胰臟癌）本來可以透過手術治療，但他的固執讓他付出了極高的代價。

值得注意的是，這些年順勢療法風靡美國，然後西風東漸染指東方。美國作為當今醫療最發達的國度也盛產謠言，天下大同啊！此理論指如果某個物質能在健康的人身

上引起病人患某病時的病症，將此物質稀釋處理後就能治療該病症。例如，洋蔥會引起打噴嚏，多次加工處理後的極微小洋蔥，就能治療打噴嚏症狀為主的鼻炎。通俗地說，就是引起症狀的物質就是治療此種症狀的良藥。

聽起來似乎很有道理！疫苗不也是透過處理後的病毒注入人體來引起免疫系統對某種病毒的抵抗嗎？可惜科學不能用這種類比的辦法一通百通。大型研究均發現順勢療法不比安慰劑有效，指出該療程帶來的任何正面感覺，都只不過是安慰劑效應及人體的自然康復。

順勢療法現如今已發展壯大成為年產值高達數十億美元的產業，它的產品在世界範圍內都有著可觀的銷量。這個行業同時還有著巨大的政治影響力。從這個層面看，跟保健品一樣，風靡至今有其利益集團支撐，但是它比保健品更害人！

2017 年 8 月 10 日，發表在美國《國家癌症研究所雜誌》（*Journal of the National Cancer Institute*，JNCI） 的一項研究發現，相比化療、放療、手術、內分泌治療等常規癌症療法（conventional cancer treatment，CCT），只接受了替代醫學（alternative medicine，AM）治療的癌症病

人整體死亡率增加 1.5 倍。該研究由耶魯大學醫學院的科學家組織開展，他們使用了美國國家癌症數據庫的相關數據（2004 至 2013 年），對比分析了 280 名選擇替代療法而未接受常規癌症治療的早期乳癌、前列腺癌、肺癌和結直腸癌病人及 560 名同類型癌症病人，中位隨訪時間為 66 個月。（引自：JOHNSON S B, PARK H S, GROSS C P, et al. *Use of Alternative Medicine for Cancer and Its Impact on Survival*[J]. *Journal of the National Cancer Institute*, 2018, 110(1): 121–124.）

　　唱反調派。這一派屬於為了反對而反對，總覺得現在的醫生都沒醫德，用藥和檢查都是為了賺錢，病人就是砧板上的肉，因此他們也沒什麼大的主張，主要是醫生要求什麼，他們就反對什麼。比如：

　　醫囑要求病人 2～3 天檢查血常規一次，白血球計數低了要打升白針。唱反調派會藉機大肆宣傳升白針的副作用，讓人不要頻繁驗血，能不打針就不打針，藉口就是醫院都是騙錢的。而恰恰因為他們沒有什麼自己的主張，又暗暗應和了一些病人害怕副作用，害怕打針吃藥的恐懼心理，往往還真有人聽信了他們。乍一看沒什麼不妥，仔

細看，綿裡藏針啊！萬一病人感染了怎麼辦？那是要命的啊！

　　我實在看不出這一派究竟要唱什麼戲，賣什麼藥，頂著為了病人好的幌子，專門挑撥病人不聽醫囑，給醫生添麻煩。不怕大家笑，我家老爸就是這一派的忠實粉絲，一方面他的成長經歷過一個特殊的年代，對陌生人的信任度極低，也不相信有人真的不是為了利益做事情；另一方面他又極其相信人體強大的自癒能力。他的口頭禪就是：「不要去醫院，自己覺得沒問題就行了！」總是勸我不要打那麼多針，完全緩解後就不要經常去做 CT 複查了，只要自己感覺沒有不舒服就行……爸爸啊，你給我第一次生命，醫院給了我第二次生命，你不信任醫院，你還能信誰啊？

　　我發現謠言就像《西遊記》裡的妖精，總有一些狐狸尾巴，比如：

1. 灌輸荒謬的概念。這些令人拍案驚奇的概念提出一般以「科學家研究發現」為開頭 —— 一副非常科學的樣子，但是完全不給出處，不告訴你是哪一份期刊釋

出的什麼論文，不跟你說是哪個科學家的發現，甚至亂套名人的說法。有的概念甚至荒謬到違反常識，如餓死癌細胞、酒能治病等，對付這種東西，有心的病人網路上查一查，多看看就能讓其不攻自破了。

2. 倖存者偏差。這一點是相當多的謠言能擁有諸多信眾的法寶！倖存者偏差指的是只能看到經過某種篩選而產生的結果，而沒有意識到篩選的過程，因此忽略了被篩選掉的關鍵訊息。比如前文提到的替代療法，在眾多採用這種療法的人群中，也許有些倖存者，但總體來說失敗的多。而人們往往看到一兩個用這些方法有效的人（姑且不論療效是不是由這種方法產生），就會忽略了被這些方法耽誤的大多數人。

3. 相關性代替因果性。比如保健品宣傳經常可以看見某位病人現身說法，多年不復發，靠的就是×××保健品！姑且不論這些宣傳的真假，即便這位病人的確康復，但是不是該保健品的功效呢？病人說，我的確天天吃這個啊，真的有效！我們換個想法──這位病人也天天喝水，是不是喝水也能治病呢？這位病人也天天吃鹽，是不是吃鹽也能治病呢？

4. 合成謬誤。這一種謠言異常狡猾,它利用人們認為一個總體的組成部分所具有的特性,對於這個總體的其他部分也適用的心理,套個冠冕堂皇的說法,暗渡陳倉。比如前文提到的以毒攻毒派,三氧化二砷治療白血病的確有效,但並不代表其他的毒物都能治療癌症。我們常能觀察到事物之間的一致性,所以當一致性不存在的時候也會認為其有一致性。

5. 訴諸自然。這類謠言利用人們普遍認為只藥一個事物是「自然」的,所以它是合理、必然並且更好的心理。比如反對正規治療,尤其反對放化療,主張只用中草藥或者偏方治療。人類的確是自然的一部分,但科技發展到今天,人類本身的進步才是主因。一個事物是自然的並不代表它就一定更好,比如互相殺戮、弱肉強食是大自然中普遍存在的現象。對於我個人而言,不幸得病,然而有幸化療,不幸中之大幸也!

以上總結,博君一笑。珍愛生命,遠離謠言。

家屬篇

　　癌症往往是影響一家人的災難，在醫院裡進進出出的除了病人，還有就是病人家屬。因此特別寫下這一篇，送給各位可敬可愛的家屬。

要不要告訴病人實情

　　關於病人的病情，醫生一般首先找家屬談。配偶、子女、父母等，往往在這個時候家屬承受了巨大的心理壓力。一方面心中悲痛不已；另一方面還要在病人面前假裝鎮定；此外還要尋醫問藥找出路，甚至要籌措治療費用等。面臨巨大的災難，家屬先倒下的也不是沒有。作為病人，我想說的是，我渴望知道實情！當然，我不能代表所有病人，也許有的病人寧願被蒙在鼓裡一直開開心心。但大部分病人會從家屬們的表情、眼神，甚至探望的重視程度上猜測到自己的病情。與其遮遮掩掩，不如將知情權還給病人，讓病人知道自己還有什麼願望，需要多少時間去完成。但考慮到病人的無助心情，一點點慢慢透露實情，

是一個較好的方式。在這一點上，我十分感激阿能，他用這種方式讓我慢慢接受現實，也讓我在意識清醒的情況下傳達了自己的願望清單。即便死神隨時來臨，我也能相對從容淡定。

承擔醫療專案負責人一職

這是我自己發明的詞，指的是病人最好指定一位直系親屬代表病人和家庭承擔與治療一切相關的事項，似乎看起來就像個醫療專案的負責人。為何用承擔？因為這是個很重的負擔！這個工作的每一項內容都與病人的治療息息相關，每一個選擇都包含著生命的重量，雖然十分瑣碎，但非智者、勇者不可擔當。實在沒人的時候，病人自己也要把這些重要的工作扛下來！工作內容包括但不限於：

1．協助病人選擇醫院與醫生。

2．與醫生溝通，決定治療方案。

3．儲存好每次檢查及治療的完整資料。

4．預約檢查時間、床位、回診，處理醫療保險、門診特殊病種等事務。

5‧出現緊急狀況時的應對。

6‧理解並執行醫囑，提醒病人用藥、檢查以及各類注意事項。

7‧記錄好每次用什麼藥和身體狀況的變化、發生的時間以及解決方案，為今後的治療累積經驗。

8‧算好經濟狀況，治療量入為出。隨著新藥的發展，癌症病人可以選擇的藥物越來越多，價格也一飛沖天。藥廠在上市之前的所有投入都要在專利權期限內賺回來，這注定了新藥的價格不可能便宜，因此藥物選擇不但要注意藥物本身的毒性，還要注意「財務毒性」。不是所有的病都需要一開始就用最新的藥，這一點根據自身財務狀況跟醫生溝通，往往能取得更好的收益。癌症治療是個持久戰，甚至可以說是個無底洞，不要一下子把子彈都用完，這也是需要考慮的問題。

9‧適當安排陪病人員。這一點我感觸很深，因為在醫院見多了一哄而上的陪病方式，尤其是子女多的老人家。一晚上三四個家屬圍著病人轉，狹小的病房根本擠不下那麼多家屬，半夜有的人趴在床邊休憩，有的靠著床頭櫃打盹。不出一週，家屬個個一臉菜色，氣色還不如病

人。因此，陪病人員也需要用持久戰的思路來安排。病初起之時，全部兵力壓上前線的做法極不可取，細水長流妥善安排，不用人陪病的時候就不用勞師動眾。

10·阻擋不必要的探視。這話聽起來有點不近人情，為什麼你生病了，還不讓人關心你？其實化療和放療之後，病人抵抗力很弱，精神很差，探視的人多了，萬一其中有個別感冒的，一來有感染的風險，二來病人還要打起精神來應付，於恢復不利。再者，作為病人，頭髮也沒了，身上插著管子，實在是醜得不便見人。於是有的病人就乾脆選擇對外隱瞞病情。作為專案負責人要適時「扮黑臉」，委婉地拒絕一些探視。

11·學習必要的護理知識、醫學常識。醫療專案負責人如果不是醫護人員出身，則必須具備超強的學習能力。至少知道如何照醫囑照顧病人，甚至是懂得看病理報告、檢查結果，了解最新的醫療進展。這裡又要表揚一下阿能，學習能力極強！在沒有任何醫學相關的背景下，不經任何培訓，憑著細心和耐心，短時間內成為一名合格的男看護。這名男看護戰績纍纍，最大的功勞是曾經很及時地發現了化療藥物滲漏問題。由於工作忙，要帶孩子，阿

能一般都在打化療藥的當天才過來陪病，因為他深知這是最需要盯著的事情。有一次由於 PICC 管子的表面塑膠鬆動，有些許化療藥外滲，還沒滴到我的皮膚上，就被他發現了！輸注過化療藥物的人都知道，外滲的嚴重後果是有可能導致植皮的。此外，他還用極短的時間了解常見的化療副作用，並做好相應的準備。常見的化療副作用包括：

▸ 消化道的反應：如噁心、嘔吐等症狀；
▸ 骨髓抑制：治療的同時應及時監測白血球、血小板的指標；
▸ 肝腎功能的損害：出現轉胺酶變化。
▸ 當使用蒽環類的藥物時，病人會有脫髮、心肺功能變化等表現，及時進行心電圖監測。

以上各種副作用大多可以用藥預防或者緩解，至於無法改變的脫髮，除了用網路盛傳的冰帽之外似乎沒有好辦法（我沒用過），那就戴假髮、戴頭巾，撐過去就好了，過段時間頭髮又會長出來的！

12．辨別真偽資訊。患病後，各種養生黨、標題黨伴

隨著四面八方的關心問候潮水般湧來。醫療專案負責人要能夠幫助病人釐清事實，去偽存真，這對媒體素養和科學素養要求都不低。有些家屬聽人說什麼東西吃了好，就不惜一切代價弄來給病人吃；聽說哪裡有個偏方或者神醫，就乾脆把病人「死馬當活馬醫」趕緊送過去。這裡需要強調的是不能聽風就是雨，可以大膽假設，但是必須小心求證。因為一旦弄錯了，輕則沒有治療效果，失去錢財；重則耽誤了治療時間，貽誤時機，後果不堪設想。

13．了解病人內心的想法。這是醫療專案負責人做任何決定都需要遵從的準則。但最難判斷的，也是病人內心的想法。在我最迷茫的時候，我非常想回家，一分鐘也不想待在醫院。但我明白自己內心渴望活下去，因此阿能在治療方面從未放棄。如果家裡有老年病人，尤其對於財務負擔比較重的家庭，治與不治陷入兩難境地。為了子女考慮，有病人會表示不要治療了，這時候最難判斷病人的真實意願，到底是為了省錢？還是身體真的承受不了治療？無論如何，都需要家屬深入了解，謹慎決定。

14．必要的時候具有殺伐決斷的勇氣，敢負責。這裡用的詞很重，因為這個要求非常高，責任相當大。癌症的

治療，不論用哪一種治療方案，都是沒有回頭路可走的嘗試。因此，在協助病人做選擇的時候，有的家屬如熱鍋上的螞蟻急得團團轉，七嘴八舌主意非常多，但沒有人敢做決定。尤其作為配偶，往往要面對對方家人，決心相當難下。治療效果好則罷，如果治療效果不好，有人悔恨有人埋怨，家庭內部可能引來一場軒然大波。比如是否進加護病房？是否插管？是否用呼吸機？是否選擇風險更大的方案？這時候，有的病人進入病危狀態已經沒法做決定了，醫療專案負責人必須要有判斷力，敢負責，有時候甚至要力排眾議協助病人在治療同意書上簽名。感情越深，糾結越多，決定越難下。將至親的生命放在手心的重量，足以壓垮一個正常人。我不知道阿能在簽名時是什麼心理，但我知道那一定是翻江倒海、心如刀絞的過程。我也從心底相信，他的所有簽名都是基於我病情的最佳選擇。

15．有持久戰的耐力。癌症有別於其他病症的最大特點，就是腫瘤細胞狡猾又容易復發，所以大部分癌症治療並不是一次到位，即便是治療結束後，還要定期複查，小心調養，防範復發。打持久戰的能力除了病人的體力和財力外，更重要的還有家屬的人力以及心理的抗壓能力。

做好生活上的照顧和心理上的支持

這部分內容，網路上可以參考的很多，在此只強調幾點：

1‧吃營養的食物，不代表只喝湯不吃肉，只吃補品不吃主食，或者只吃素不吃肉。民以食為天，多數人最為信奉的一點恐怕就是食療，因此吃什麼、不吃什麼變得尤為重要。腫瘤細胞非常消耗身體的蛋白質和能量，病人能吃要堅持多吃點。不要相信什麼餓死腫瘤的說法，腫瘤之所以成為腫瘤，就是能跟正常的細胞搶營養，就像麥田裡的超級雜草。你能不幫麥田澆水施肥餓死雜草嗎？恐怕雜草還沒死，麥苗全沒了！主張吃素的，看看賈伯斯的經歷吧！魚、肉、蛋、奶、主食、蔬菜、水果都不能偏廢。這裡我遵從的原則是盡量在飲食均衡的範圍內選擇營養豐富並適合自己的食物。比如，我對一些海鮮及甲魚過敏，在選擇高蛋白食物的時候就盡量避免。又如，化療讓我的腸胃變得虛弱，幾次出現胃痛，因此少吃雜糧豆類。但這並不是所有病人都要遵從的方法，有的化療藥物導致便祕，適當的粗糧能提供豐富的纖維，還能造成改善的作用。

作為一枚吃貨，曾經的我腸胃極好，什麼冰的、辣的、酸的、苦的食物都敢吃。大冬天喝冷飲吃冰淇淋，大啖刺身生火腿，極少出現消化不良導致胃痛的狀況。沒想到稀鬆平常的雜糧豆類居然讓我痛了好久，想必是化療導致腸胃極其虛弱，已經連這平常食物都不能承受。這讓我明白了病人在接受治療的過程中，身體各個器官都處於變化之中，不能以平常習慣以度之。總之，適合自己的，就是好食物。

　　2．多補充液體。一般化療的時候，醫生會交代多喝水。其目的是讓化療藥物的毒素盡快代謝出體外。嚴格的醫生會要求每天飲水量達到 2,000mL 以上。如果喝不下，那就多喝點果汁、牛奶、米湯之類的液體，也可以吃些湯麵、米粥之類的半流質食物。

　　關於吃，大概是抗癌治療中謠言最多的領域。什麼鹼性食品抗癌、辟穀斷食抗癌、生酮飲食抗癌等，未經證實的網路謠言就不一一破解了。總而言之，選擇之前先想想，要是這些東西真的那麼有用，醫生不就失業了？具體怎麼吃，根據個人口味，對照醫囑看看就行了。我沒有太多忌口，只要沒有醫生說不能吃的，我就照吃不誤。

3・保健品不是用於疾病治療的。從《健康食品管理法》對保健食品的定義可以看出保健品的劃分範圍是食品！換句話來說，保健品若真的有治療效果，它的身分就是藥品了！為什麼大家都買？因為直銷和廣告！為什麼身價那麼高？還是因為直銷和廣告！不缺錢的可以隨便吃，反正是食品。建議普通人家還是錢要用在刀口上，盡量花在治療上吧！

4・保持家庭和諧氛圍。有越來越多的研究顯示，情緒對癌症的發生和預後影響都非常之大。人體有兩大神經系統：中樞神經系統和周圍神經系統。作為一種系統性疾病治療，癌症病人需要好的心情，因此保持家庭和諧，家人同心協力抗癌尤為重要。病人有不安恐懼，甚至憂鬱的狀況都在所難免，家人要充分體諒，必要的時候尋求心理諮商協助。

5・警醒而細緻。比如，輸注化療藥的時候，藥物一丁點洩漏都會造成不可挽回的後果，病人和家屬都多盯著點會更放心；打解毒針的時候，時間到就提醒護理師；做PET-CT 檢查前提醒病人要空腹，做完後 8 小時不能接觸孩子和孕婦等。尤其如果病人年齡較大，更需要有貼心的

家屬及時提醒。比如阿能就成功發現了一次化療藥物洩漏事件。

6·協助病人進行適當的運動。這裡指的是像我這樣曾經臥床兩個月的病人，在康復初期無法獨自活動，而且害怕活動會造成進一步損傷。在醫生的指導下，家屬協助病人進行漸進性的康復訓練，對身體有莫大的好處。化療、放療會對身體造成一些不可逆的傷害，但身體的恢復功能也是強大的，因此在不勞累的情況下進行散步等輕度體力鍛鍊十分必要。在此我推薦八段錦，簡單方便，不需要場地，只要開啟手機跟著做就能達到微微出汗的效果，對於像我這樣無法進行中等強度以上鍛鍊的病人尤其適宜。

患病財務管理

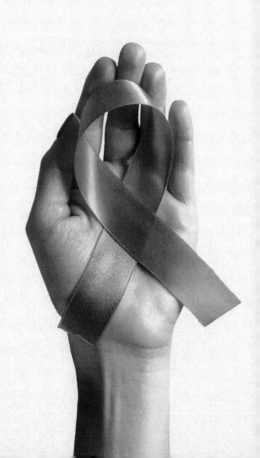

　　早些年路過大醫院附近的人行道或者天橋，總能看見一些牌子，上面寫著「身患重病，求好心人相助」「無錢就醫，請幫忙」等字樣。這幾年，隨著網路平臺和非營利組織的發達，馬路上已鮮見這樣的牌子，但臉書隔三岔五就會出現朋友轉貼的公益捐款。遇到相熟的人轉發，同是天涯淪落人，我一般都會捐一點。但總有些人濫用他人善意，甚至有一些本來經濟並不那麼困難的人也上網發文求助，再加上臺灣人普遍熱心，無疑讓這種捐款籌錢的模式受到質疑，同時也消耗了許多好心人的愛心。

　　隨著新藥迭出，許多癌症不再成為絕症，而是可以治療的慢性病。各種治療方法使得癌症的治療逐漸走向個人化，可以對症下藥，根據病人的經濟能力來選擇。但無論如何選擇，對於普通人來說，治療癌症都是一筆不菲的花銷。2018 年的電影《我不是藥神》中，白血病阿婆拉著曹警官的手向他求情：「我不想死，我想活著。求求你了別查印度藥了。我病了四年，吃正版藥也吃了四年。房子吃沒了，家也吃垮了。我不想死，我想活下去。誰家沒個病人呢？你能保證一輩子不生病呢？」這一幕看得我潸然淚下。因為當年阿能也曾準備散盡家財賣房子，決心就算

要花大錢去國外治療也要醫好我。

　　幸而我們並不需要走到那一步。如果真的把癌症治療作為一場殊死搏鬥，那麼錢就是糧草和彈藥。即便作為一個專案來管理，資金的安排也殊為重要。

　　我粗略統計了一下，對於我這樣的高危險淋巴瘤來說，如果純自費的話，所有檢查加上藥物的花費高達新臺幣 1,500 萬元左右！這還僅僅是未做自體移植的情況下的初治費用。當然，並不是所有的淋巴瘤都需要花費這麼多，因為方案和藥物不同。下面說幾點：

用藥資金優先順序

　　近幾年來，癌症治療的好消息接連傳來，部分標靶藥物都納入了健保給付範圍內，大大降低了癌症病人的負擔。但是，治療淋巴瘤的過程中還是會用到一些自費藥，對於一些病人來說負擔也不輕。如果資金實在不足，非要安排一個資金使用的優先順序，個人的建議是**仔細對照治療指南中的一線治療方案，排序是：檢查及化療／放療、標靶藥物、移植、維持治療及複查、輔助用藥、中藥，保**

健品及補品就隨意吧。

　　檢查的重要性前文已經說過,這裡不再贅述。關於化療,我們先來看個小故事。

　　第二次世界大戰中,人們開始研究用毒氣攻擊敵人。義大利巴里港一艘被炸貨輪中的「芥子氣毒氣炸彈」意外洩漏,使人們觀察到,暴露於芥子氣的男性骨髓細胞都明顯耗盡。因此,曾在「二戰」中研究硫芥子的耶魯大學米爾頓‧溫特尼茲(Milton Winternitz),從美國科學研究與發展辦公室獲得了一份研究芥子化合物化學的合約,並請兩位傑出的藥理學家阿爾弗雷德‧吉爾曼(Alfred Goodman Gilman)和路易斯‧古德曼(Louis Goodman)研究這些化學物質的潛在治療作用。吉爾曼和古德曼用一種化合物氮芥對移植性淋巴腫瘤小鼠進行了實驗。當他們觀察到明顯的腫瘤縮退時,他們說服他們的同事古斯塔夫‧林斯科格(Gustaf Lindskog),一位胸腔外科醫生,為一個患有非何杰金氏淋巴瘤和嚴重呼吸道阻塞的病人施用氮芥。他們在這個病人和其他淋巴瘤病人觀察到了明顯的腫瘤退縮。最初的研究是在 1943 年完成的,但是由於和戰爭毒氣計畫相關的保密性,直到 1946 年才公布結果。

1943 年的研究結果為合成和測試一些相關的烷基化化合物提供了大量支持，包括口服衍生物，如氯代琥珀醯以及最終的化療藥物：環磷醯胺。看到這裡，對這個化合物是不是覺得有點眼熟？沒錯，環磷醯胺就是我用過的 R-CHOP 方案中的 C！化療的鼻祖就是它，最開始應用化療的病種就是淋巴瘤！

此後，化學治療的研究過程在曲折中前進，科學家們沒有停止探索，又合作開發了一系列葉酸類似物，它們實際上是葉酸拮抗劑，這些化合物包括胺蝶呤和胺甲蝶呤，現在為人所知的名字是胺甲蝶呤，並於 1948 年在患有白血病的兒童中測試了這些抗葉酸化合物，顯示出毋庸置疑的緩解作用，成為一代化療名藥。胺甲蝶呤也就是我後來所用的大劑量 MTX 的主角。

化療對於血液病的意義是里程碑式的，也是對付淋巴瘤最為有效的治療方案，沒有之一！有的病人因為害怕化療的副作用而拒絕化療，但絕大多數的副作用在醫生的指導下用藥是可以控制的。醫生也會根據病人的不同身體狀況，制定以病人承受力為主的化療方案，比如對年齡太大的病人會採用劑量更小的 mini-CHOP 方案，將化療毒性

控制在病人承受範圍內。在統計上，直接由化療導致的病人死亡比例極低。

與化療的歷史相似的是，放療能夠治癒惡性腫瘤也是從淋巴瘤開始的，所以淋巴瘤的治癒率很早的時候就在所有的惡性腫瘤裡面是屬於前列的。透過一個普通的化療像ABVD[006]這樣簡單的方法，就能把何杰金氏淋巴瘤，尤其是早期病人的治癒率提高到 60%、70%，更早期病患的甚至能達到 80%、90%。所以走正規放化療路線，淋巴瘤的治癒率相對別的惡性腫瘤來說，還是比較樂觀的。得了淋巴瘤，在目前的醫學技術下，醫生和病人的共同目標是根治！

再來看標靶藥物，個人覺得這個名字取得實在是神準！顧名思義，就是以癌細胞為靶心實行精準打擊的藥物。科學家透過找到某些腫瘤的特異性抗原（靶點），從而開發的藥物。這些藥物的好處就是擁有火眼金睛，自動辨認帶有這些特異性抗原的癌細胞，逐個擊破。一般來說，在治療淋巴瘤的過程中，這些藥物都要配合化療藥一

---

[006]　ABVD：ADM —— Adriamycin，多柔比星（阿黴素）；BLM —— Bleomycin，博來黴素；VBL —— Vinblastine，長春新鹼；DTIC —— Dacarbazine DTIC，氮烯咪胺。

起使用，能夠大大提高治癒率。比如大名鼎鼎的莫須瘤，能將相對何杰金氏淋巴瘤來說難治許多的瀰漫性大型 B 血管淋巴瘤的治癒率提高 15%，不得不說是個跨時代的好藥。有條件用標靶藥的病人，強烈建議使用。我曾遇到過懊悔萬分的家屬，告訴我家裡的病人就是因為省錢，初治沒用標靶藥，半年後復發不治。這裡要強調的是這位病人復發也許不完全是因為沒用標靶藥，但大量研究表明初治把能用上的標靶藥用上，的確可以減少複發率。

移植，分為自體移植和異體移植，其實就是俗稱的「大化療」。目前治療最主要的是採用自體移植，簡單來說，也就是完全緩解或者部分緩解後，將自體幹細胞提取出來之後，進行一次高強度化療再回輸以達到鞏固療效的目的。但目前一線結合自體移植方案一直有很大的爭議，一般來說，除非病情處在嚴重高危險期或者復發難治，醫生會謹慎推薦這種療法。

吃中藥要慎重。在治療過程中，很多人都相信中西醫結合療效更好。以下純屬個人觀點：我不推薦在放化療期間吃中藥，因為一來病人胃口不好，中藥濃重的味道容易讓病人受不了，噁心嘔吐導致營養吸收更差；二來是藥三

分毒，中藥也會加重肝腎負擔，讓本已承受化療、放療的身體多一重負擔；三是目前中藥的種植、採摘、加工炮製等，都存在各式各樣的問題，再好的名醫也無法保證藥品的性質。這裡不是說中醫沒用，而是對於已經非常虛弱的癌症病人，在大規模循證醫學的指導下治療是相對可靠的選擇。好比摸索一條生路，手術以及放化療的方式是一條大部分人都走出來的道路，已經踩出了腳印，可以大概知道勝算是多少；而選擇中醫，則是獨自另闢蹊徑，兩者成功率用統計學計算一下差別就知道了。以癌症病人 5 年存活率來說，這裡面有早期篩檢、醫療水準，尤其是藥物研發水準的差距，但也說明了一點，中醫目前在癌症治療上並沒有明顯優勢。鑑於中西醫是完全不同的體系，我理解中醫在調養身體方面的好處，但在處理疑難重症的時候，病人的治療沒有空間容錯，吃中藥必須慎重再慎重。

最後，家屬也應該幫自己買一份醫療保險。絕大部分病人本身由於已經患病，想再投保可能會有困難，也有那麼一段時間無法工作，因此家裡的賺錢重任會落在伴侶、子女或者父母身上。此時，這個支柱更不能倒下，因此就算預算很緊張，也有必要降低風險。必要的醫療保險能保

證病人家庭生活品質不出現斷崖式下跌，也不用絞盡腦汁去四處籌錢。阿能在我生病後，面對每月費用高昂的醫院帳單，突然意識到保險的重要性，年近 40 歲才購買了人生的第一份醫療保險。亡羊補牢，未為遲也。

人生是條單行道

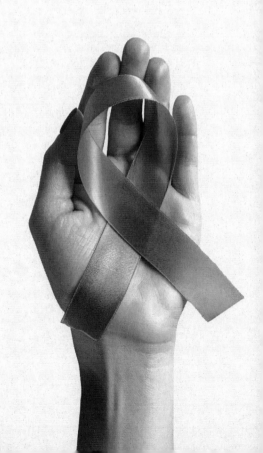

我一直問自己：我為什麼會得癌症？

被忽略的身體

　　為了找答案，有一段時間我迷戀數據，可是越找越灰心。據統計，全癌症發生年齡中位數為 64 歲，我比平均年齡小近 30 歲！在台灣，淋巴瘤約占所有癌症發生率的 2%，再加上網路上找到的答案基本上都帶有「預後不良」4 個字。數據越看心越慌，阿能說：「你就別管那些數據了，即便存活率再低，你活下來了就是 100%！」如醍醐灌頂，我不再糾結於那些數據，開始尋找自身的答案。

　　無獨有偶，我的一位同齡好友在我確診後一個月，也診斷為淋巴瘤瀰漫性大型 B 細胞類型，同是天涯淪落人，我倆成為真正的難姐難妹，經常互相交流。於是，我們以自身為研究對象挖掘病因。因樣本太少，這裡只能代表個體。但是如果能研究出共通點的話，我就可以申請一下諾貝爾獎了。

　　我倆飲食運動習慣各不相同，她愛燒烤，我愛清蒸；她是肉食動物，我是菜多過肉；她愛運動，我則是常年不

動；她愛普洱茶、咖啡，我獨愛綠茶；她不吃甜食，我超愛甜品；她身材火辣，我從沒瘦過；她愛化妝，我極少化妝。

相同的是，我倆都沒有淋巴瘤家族病史，生病前看起來都十分健康，工作和生活環境都沒有輻射或者化學汙染。而我們發病前最大的共通點則是 —— 忙和累。

同是工作中的業務中堅，也是孩子的母親，沒有可以依靠的老人，我倆都是時間貧困者和「女漢子」。自從孩子出生，我就開始「算計」時間。這一分鐘手上還在做事，腦子裡已經開始籌劃下一分鐘的任務，恨不得一分鐘掰成兩半花。白天上班，其餘時間帶小孩，遇上小孩有點感冒發燒基本上就是連續數日熬夜上晚班，然後白天繼續在工作中奮鬥。孩子沒上幼兒園之前，如果中午不加班我就趕回家哄小孩睡覺，等孩子差不多睡著了，我又趕著去辦公室。帶孩子睡覺讓我的睡眠品質下降不少，有點風吹草動就容易驚醒，再想睡回去就難了。

30 多歲正是工作經驗成熟的時候，各項挑大梁的工作任務也就自然而然落到頭上。我又是責任心比較強的類型，分到的任務都會盡力去完成，有困難咬牙也要做完。

工作任務重的時候，連續加班出差數日，拖著行李箱滿世界跑，日夜顛倒導致生理時鐘極其混亂。有段時間，我對此很糾結，一方面覺得加班出差對不起孩子；另一方面又覺得不加班對不起上司和同事，因為任務多同事少，你不做就意味著有人要幫你做。與此同時，家裡各種雜務瑣事都要操心，感覺每分鐘都要好好利用，做任何事情都像打仗。患病之前的半年，我已經處於馬不停蹄、壓力山大的狀態，最忙碌的時候是 10 天內輾轉 3 個國家 6 座城市，同時操心 3 個大專案和各種突發狀況，一邊對著電腦，一邊講電話，Line、Skype 還在不斷彈出對話視窗，每天睡眠時間不到 5 小時。生理時鐘亂七八糟，我覺得很累，但是倒下卻睡不著，腦子經常斷片，還總覺得心慌。那時候覺得最享受的時刻就是飛機關上艙門，不得不關閉所有電子裝置的時候。什麼都想兼顧，其實忽略了身體警報，生病之前一年，我已經頻繁感冒，甚至偶爾發燒，但是吃點感冒藥就以為自己能撐過去了。現在才知道最對不起的人，正是自己。

2017 年諾貝爾生理學或醫學獎揭示了生理時鐘的分子機制，控制生理時鐘的重要基因，同時也在細胞生長和病變

的過程中造成關鍵作用。換句話說，生理時鐘亂了，癌症的發生率就會高。不僅如此，還有研究發現，生理時鐘紊亂不僅增加罹癌機率，還會讓癌症更加惡性，耐藥性更強，病人壽命更短。專家表示，淋巴瘤的發生率近些年來不斷上升，而且中青年群體病人明顯增多。淋巴瘤是免疫系統的疾病，它的發生和壓力有密切關係。中青年人群面臨的生活壓力普遍較大，免疫功能更容易受到影響，給淋巴瘤有了「可乘之機」。在血液腫瘤科，我甚至看到一些國高中年紀的學生，顛覆了我對癌症只是「老年病」的認識。

剖析我的癌症性格

話說回來，這世界上忙碌壓力大的人多得是，為什麼得病的人卻是我們？分析內因，我和這位病友除了忙碌，還都有個性格上的弱點 —— 表面上是大剌剌的「女漢子」，其實容易焦慮，而且不善於排解壓力。相同的是我們都有不幸福的原生家庭，從小看慣了父母的文爭武鬥，冷暴力、熱暴力都經歷了不少，在恐懼中長大，經常被父母的負能量綁架，這導致了我們在某些方面有著驚人的一致性。表現在：

　　第一，缺乏安全感，在重大選擇上是風險厭惡型，比如我們都不約而同選擇了穩定的職業，哪怕再辛苦也不會選擇跳槽。在擇偶方面，將責任感、安全感擺在第一位。

　　第二，對壓力高度容忍，在生活和工作中遇到困難首選自己解決，不會開口尋求幫助，更不懂拒絕，所有困難都習慣自己解決。比如我懷孕期間，從不要求阿能陪我產檢，在有前兆流產的情況下，多次來去醫院都是自己搞定。從孩子上幼稚園中班開始，我倆就是自己帶孩子。阿能有段時間長駐外地，我一個人接送孩子上幼稚園，上班加班，忙得團團轉也沒開口找人幫忙。孩子得過兩次手足口病，必須在家隔離，工作又非常忙的時候，我也不好意思提出要休假。如此種種，面對壓力的時候，我往往選擇自己撐下去。

　　《科學》（*Science*）雜誌上曾經發表過一項研究結果：在賓夕法尼亞大學馬丁‧賽里格曼（Martin Seligman）博士的實驗室裡，研究人員向老鼠體內移植了一定已知量的癌細胞，可使其中50%的老鼠長出致命的腫瘤。該實驗把這些老鼠抽成3組，第一組是對照組，對這組老鼠進行移植後，讓它們像往常一樣在籠子裡生活。第二組

老鼠則會受到隨機的小幅度電擊，且老鼠無法對電擊進行控制。第三組老鼠同樣會受到隨機的電擊，但會放入一個控制開關，讓老鼠很快就能學會如何避免再次遭到電擊。

移植一個月後，對照組中有 54% 的老鼠成功抑制了腫瘤。而沒辦法逃避電擊的老鼠則變得非常消沉，籠子裡來了入侵者，這些老鼠不會反抗，吃飯沒有胃口，也沒有性欲。這一組中只有 23% 的老鼠成功克服了癌症。最有趣的是第三組，雖然相同幅度、頻率的電擊也為這組老鼠帶來了不小的壓力，但它們學會了按壓控制開關來避免受到更多的電擊，這些老鼠並未消沉。受到侵犯時，它們依然活躍，食欲旺盛，交配也跟正常環境下的老鼠一樣頻繁。這組老鼠中有 63% 成功抑制了腫瘤，比放任不管的第一組還要高。看起來，是無助感而不是電擊本身加速了腫瘤的擴散。

這項研究告訴我們的東西至關重要：壓力本身，在該實驗中就是無法逃避的「電擊」，並不會促進癌症的發展；而是當我們面對壓力時持續不斷的無助感影響了身體對疾病的反應。某些壓力甚至可能化為「動力」，這種壓力會激勵我們向內心索取力量，並可能促使我們的自然防

禦力更有效地工作。其實，當情況失控時，很多人通常只是覺得缺少這樣一個開關來使他們重新獲得一些控制權，就算無法一直控制局勢，那麼至少也要控制一下他們自己。（——摘抄自 *Anticancer: A New Way of Life*, David Servan-Schreiber）

第三，迴避衝突。也許是幼年的經歷導致了我遇見衝突喜歡繞道走，遇見稍微帶點火藥味的事情和人，就會覺得非常不舒服，厭惡各種爭吵和暴力。我從小不愛看戰爭片，討厭各種需要競爭的遊戲，別人臉色稍微難看點，我就會非常不舒服，容易被影響，過度「感同身受」而容易焦慮，這也導致了在日常生活中不善於維護、關愛自己，不善於表達自己的訴求。很長一段時間，我覺得自己太累，阿能不懂得分擔，但卻忘了自己很少正確地告訴他我到底想要他做什麼，因為我的心理預設是他會拒絕我的要求。與其被拒絕還要看臉色，不如我自己全部搞定。

第四，完美主義。在否定和挑剔中長大的孩子，多半有這個毛病，很多事情都將就不得。於是，在職場我想做到完美，在家裡也想做到完美，無法容忍事情做到一半，更不能容忍事情的結果跟努力的方向完全不一樣——失

控會帶來內心的崩潰。我那可愛的病友，到現在每次吃飯都要兩個碗，因為不允許沾了菜湯的碗再拿來喝湯。要求越完美，往往失望越多，內心越焦慮。

第五，對「滿」的執念。有很長一段時間，我都過得很努力，這在外人眼中是一個不折不扣的「優點」。自己把工作和生活安排得密密麻麻，不管做什麼事情都要早早規劃安排，各種操心勞神，被時間表和各種清單纏繞，容不得有半點頹廢的時光，殊不知這是內心焦慮的反映。自己總覺得做事情有內容就是充實和幸福，實際上內心的充盈跟這些沒有半點關係，表面的「滿」呈現和對映了內心的「空」，忽略了自身各種細微的感受，身體就會來個大爆發。

從心理學的角度來分析，我們內心都住著一個受傷的小孩。所謂的完美主義和執拗不過是我們在孩童時期沒有安全度過的一個敏感期。比如兩歲左右的孩子很難容忍自己手上的雞蛋掉到地上砸破了，又或者走路的時候一定要走在大人的前面。而我們在成長過程中又早早接受了諸多拒絕，因此將不完美的歸因和解決都內化成自己的壓力。

我們都非常羨慕那些能夠做到不糾結、不後悔、率性

做自己想做的事情而不為他人所影響的人們。那種內心的
強大，也許是我們這輩子都無法企及的高度。比如阿能生
長在一個貧窮但和睦的家庭，我倆拌嘴的時候，他可以做
到前一分鐘還在跟我爭吵，後一分鐘就鼾聲如雷；而我卻
會久久不能釋懷，氣得半夜睡不著覺。

雜七雜八地說這些，並不是要怨天怨地怨父母，而是
為所謂的「癌症性格」做一個注解。所有的心靈雞湯都
在告訴世人一些淺顯的道理，但真的能做到的，不是生長
在和睦的家庭擁有與生俱來的強大內心能量的人，就是大
徹大悟修心修身的智者。因此，奉勸各位父母，你能提供
給孩子的最好起跑點，就是一顆強大的心和規律的飲食作
息、運動習慣。至少，不要讓孩子去承接你的負能量。

作為一種內源性疾病，癌症的發生是無數個偶然累積
的結果，任何一個人的致癌因素也許都跟另一個人完全不
一樣。於我來說，長年累月的忙碌、焦慮以及紊亂的生理
時鐘將我的身體一點點拖垮，我彷彿踏上了一臺永不停歇
的跑步機，自己無法控制速度，直到大病來臨，跑步機如
停電般戛然而止，將我重重地拋下原有的軌道。

有很多朋友問我，經此一役要對他們說些什麼？其實

無非是些聽起來像是「廢話」的嘮叨：好好睡覺！不要熬夜！別太操心！適當鍛鍊！核心思想也就 4 個字：順其自然。承認個人只是大自然中一個渺小的分子，日出而作，日落而息，恬然無思，淡然無慮，才是人類生命最原本的展開方式。

　　這個世界上，最平常的事情就是無常，變化才是永恆。在生命這條通往死亡的單行道上，腳步放慢點！再慢點！

週歲記

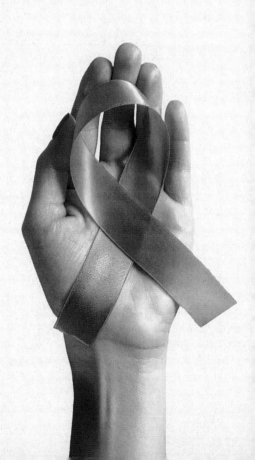

　　今晨狂風大作，暴雨如注。被雨聲吵醒的我開啟手機，螢幕上跳出的日期有點特殊 —— 今天距離最近一次化療出院剛好一年。我重獲的新生今天滿週歲了！

　　不要聚會，不吃蛋糕，早上我啃起了堅果雜糧黑麵包，吃了碗薑醋蛋，再泡了杯綠茶，跟著手機做了套「八段錦」，很養生地又開啟了老年保命的一天。

　　去年此時，調皮的兒子摸著我的光頭說：「媽媽，你的頭好好摸啊！」我笑笑說：「你就好好珍惜我這沒頭髮的時候吧！等我頭髮長出來以後，你就不會再有這樣的機會了！」心裡卻在盤算：等你小子繼承了你爹的 M 型禿頭再來嘲笑你媽吧，30 年後老娘說不定頭髮比你的還多！

　　前幾天，我去剪髮。認識了 10 年的髮型師有陣子沒見到我，高興極了，激動地握著我的手說：「見到你太開心了！」絮絮叨叨邊聊邊剪，細心的他發現我的頭髮居然變捲了，說正好不用燙髮根了，效果自然蓬鬆！果然是老朋友！

　　這一年，長回來的不僅僅是頭髮。我為自己的生活排了順序：配合治療檢查以及睡眠並列第一，情緒第二，飲食和鍛鍊第三，讀書第四，其他事情往後排。如果有任何

人或事與之相矛盾，按照順序排除掉。至於家人和朋友，我能照顧好自己不用再住院，就是對他們最大的貢獻了。

有了這個排序，我跟身體的連繫更緊密了，會很敏感地發現自己什麼時候累了，並且及時地躺下休息；也會很敏感地知道腸胃喜歡什麼樣的食物。相比以前壓力大時不知飢飽地狂吃零食，現在不管多麼炫目可愛的零食包裝都無法引起我的食欲。平時盡量在家自己動手做清淡、營養的食物，並且在其中找到了許多樂趣。在家做餃子、餛飩、草莓慕斯、義大利麵、牛排、壽司等，看著食材在手中一點點被塑造成自己想要的樣子，看著阿能和兒子大快朵頤的樣子，我的幸福感滿滿──這成為我寵愛自己和家人的方式。由此，我也發現在瑣碎生活中所建立的成就感與以前忙碌工作中所帶來的成就感完全不同，於我來說前者超出後者好多倍！這是一種前所未有的體驗，或者可以說在很多年中都被我忽略了。這種快樂帶著一種照顧和幫助他人的性質，帶有一種「你是值得的」肯定，不產生任何經濟利益，卻能讓人獲得創造價值的成就感。除此之外，這種幸福感還連帶著親密關係、親子關係的改善，因而幾乎囊括了心理學中幸福感的所有祕密和要素：感官、

成就感、親密關係、幫助他人、心流。

與此同時，我跟自身情緒的相處也越來越友好。以前不太習慣表達我的不高興，胸中塊壘總是鬱積心中自行消化。這一年我學會了釋放，更學會了拒絕。我拒絕了很多來自身邊人的負能量，甚至包括父母在我面前嚼他人舌根，也拒絕了為了面子的應酬，「說不」其實沒有想的那麼艱難，為自己和他人劃好界限就是了。我很認同一篇心理學文章中的分析：這世上的事情，大概只有兩種 —— 關我屁事？關你屁事？話粗理不粗，幾十年前芝麻綠豆大的人和事情，有必要翻出來一遍遍複習嗎？我的心情我做主，這等小事與我何干？何況，對於見過死神的我來說，這些事根本就不算什麼！

與以往我對自己的認知相反，這一年我才發現我是個內向的人 —— 因為我的快樂很多時候來自獨處。一年中我獨自去看了奧萬大的秋天和阿里山的春天，這是我很久以來的願望。以前每次出差都是行色匆匆，心裡和腦袋裡裝滿事情的時候連季節都會忘記。在鋪滿金黃落葉的賞楓步道入口，鞋子踩在樹葉上嘎吱作響，使我確信自己還活著，慶幸自己還能感受這裡的美好。在妊紫嫣紅開遍的特

富野古道，踩著山徑看舊鐵道邊櫻花開放，走遠一點還有東浦溫泉可供休憩，山嵐繚繞，回想起兒時聽過的歌謠：高山青，澗水藍，阿里山的姑娘美如水呀，阿里山的少年壯如山啊……當一個人的嗅覺、視覺、聽覺都活絡起來，思緒也不會停滯，這才是活著的感覺！曾經我以為嗅覺和視覺都回不來了，吞沒我的黑夜將變成永遠。大自然的奇妙之處在於它靜靜地孕育著生命，哪怕一點點的光亮也能帶給人希望，找回人與自然的種種連繫給予了我內心強大而平靜的能量，這便是旅行中最大的收穫。

有人問我：「你一個人天天自己在家，不無聊嗎？」我爸也問我：「你一個人去旅遊，不會悶嗎？」我說：「不會。」也有朋友關心我：「你現在幸福嗎？」我篤定地回答：「幸福啊！」每天睜眼就發現自己還活著，還有比這更幸福的事情嗎？更何況在士林官邸裡彎彎繞繞，赤崁樓中欣賞文昌閣，林家花園看花窗和水榭，餘三館裡讀陳氏家訓，竹子湖看海芋山櫻繡球花，甚至看五顏六色的婆婆媽媽們擺姿勢拍照，都是十分有趣的事情啊！其實，我跟普通遊客的區別只是公共場合的口罩，口袋裡揣著的藥，還有極為鬆散自由的行程安排而已。

　　昨天抽血，因為血管難找，護理師抓著我的手使勁拍打，扎中了血管，但抽不出血來，小針頭在血管裡探來探去，痛得我齜牙咧嘴，進而又開始竊笑 —— 扎針的疼痛居然也能讓我皺眉了，當年痛得要死要活，時時刻刻都像鈍刀子割肉的時候，扎針這點痛我根本沒感覺。這個痛真讓人暗自欣喜啊！

　　幸福從來都沒有標準，當下的心境是唯一的判官。謹在涅槃重生一週年之際感謝曾經陪我走過最黑暗歲月的所有人，尤其是負責照料我的醫療團隊和我的主治醫生王教授、呂教授、夏教授，以及所有幫助過我的醫護人員們。

2018. 05. 09

電子書購買

爽讀 APP

國家圖書館出版品預行編目資料

癌後重生——淋巴瘤患者的抗癌者日誌：真實康
復者之聲！戰勝癌症全過程，身心靈全面康復的
可能 / 小恬然 著 . -- 第一版 . -- 臺北市：崧燁文
化事業有限公司 , 2024.05
面；　公分
POD 版
ISBN 978-626-394-249-3(平裝)
1.CST: 淋巴瘤 2.CST: 病人 3.CST: 通俗作品
415.642　113005211

癌後重生——淋巴瘤患者的抗癌者日誌：真實
康復者之聲！戰勝癌症全過程，身心靈全面康
復的可能

臉書

作　　　者：小恬然
發 行 人：黃振庭
出 版 者：崧燁文化事業有限公司
發 行 者：崧燁文化事業有限公司
E-mail：sonbookservice@gmail.com
粉 絲 頁：https://www.facebook.com/sonbookss/
網　　　址：https://sonbook.net/
地　　　址：台北市中正區重慶南路一段六十一號八樓 815 室
Rm. 815, 8F., No.61, Sec. 1, Chongqing S. Rd., Zhongzheng Dist., Taipei City 100, Taiwan
電　　　話：(02) 2370-3310　　　傳　　　真：(02) 2388-1990
印　　　刷：京峯數位服務有限公司
律師顧問：廣華律師事務所 張珮琦律師

—版權聲明—————————————————————

定　　　價：299 元
發行日期：2024 年 05 月第一版
◎本書以 POD 印製
Design Assets from Freepik.com